小儿推拿医籍选读

李华东　主编

山东科学技术出版社

·济南·

图书在版编目（CIP）数据

小儿推拿医籍选读 / 李华东主编 . -- 济南：山东
科学技术出版社，2023.9
ISBN 978-7-5723-1482-7

Ⅰ . ①小… Ⅱ . ①李… Ⅲ . ①小儿疾病 – 推拿
Ⅳ . ① R244.1

中国国家版本馆 CIP 数据核字（2023）第 173614 号

小儿推拿医籍选读
XIAOER TUINA YIJI XUANDU

责任编辑：孙雅臻
装帧设计：李晨曦

主管单位：山东出版传媒股份有限公司
出 版 者：山东科学技术出版社
    地址：济南市市中区舜耕路 517 号
    邮编：250003 电话：（0531）82098088
    网址：www.lkj.com.cn
    电子邮件：sdkj@sdcbcm.com
发 行 者：山东科学技术出版社
    地址：济南市市中区舜耕路 517 号
    邮编：250003 电话：（0531）82098067
印 刷 者：济南普林达印务有限公司
    地址：济南市市中区二环西路 12340 号西车间
    邮编：250101 电话：（0531）82904672

规格：16 开（170 mm × 240 mm）
印张：16 **字数：**233 千
版次：2023 年 9 月第 1 版 **印次：**2023 年 9 月第 1 次印刷
定价：49.00 元

编写委员会

主　编　李华东

副主编　毛树文　王忠茂　徐晓倩

编　委　丁宝聪　马颖桃　王建民　王忠茂　毛树文
　　　　李华东　李牧真　乔英杰　孙刚毅　张万里
　　　　宋　宝　季　喆　郑利君　徐晓倩　薛　琨
　　　　蒋　云

编写目的

通过学习本医藉文献，可以了解小儿推拿的发展史略及历代小儿推拿专著的学术传承源流。特别是通过对小儿推拿常见病症、穴位、手法、歌赋等古代文献的学习，从一定程度上可以达到辨章学术、考镜源流、去粗取精的目的，以期对小儿推拿学的守正与创新有所裨益。

序

　　2023年癸卯岁中，我欣喜地接到李华东主任的新作《小儿推拿医籍选读》样稿，得以先睹为快。他嘱我为之作序，我颇有些为难，但于友情，于职业，又却之不恭，只好勉为其难，写上几笔了。

　　小儿推拿是一种中医外治疗法，目前对其研究，国内通常立足于实用性的小儿推拿技法更多一些，这一点无可厚非。由于小儿推拿分布地域的不同，流派众多，相关的古籍也是卷帙浩瀚，素材广泛，这恰恰是进行小儿推拿研究的一座宝库，而对其综合系统的研究著作，反而显得略少。小儿推拿历史既在当代之外，又在当代之中，但我们如果回到历史的脉络中就会发现医籍的价值所在。古代中医典籍中合乎客观规律、经实践证明其正确的那些丰富的思想和理论，对于当代的小儿推拿学习是十分必要的。

　　《小儿推拿医籍选读》主要从小儿推拿常见病症、穴位、手法、歌赋等医籍文献展开，但也有不少篇幅单独讨论常用穴位和小儿推拿手法以及小儿常见病症的医籍选读，还提出从小儿推拿流派的动向出发，来拓展小儿推拿研究的视角。

　　值得注意的是，医籍选读本是有其分类总结的功能，同样，小儿推拿学习者关注的现实问题也会促使其到诊疗医案中寻求佐证。如此一来，中医古籍学习与诊疗医案总会交织在一起，以致于要真正理解小儿推拿的意旨，就必须到现实中去索求答案，这就要求我们小儿推拿的学习者学以致用，活学活用，唯有具有独立思考的能力，才能将《小儿推拿医籍选读》的效用更好地领悟运用。

我与李华东主任相识已有多年，他是一位极勤奋的学者，勤于著述，在中医学界和推拿界都享有声誉。我很高兴把这一册《小儿推拿医籍选读》介绍给大家，该书结构紧凑，内容广泛，史料翔实，论据充分，阐述深刻，实在是我国小儿推拿研究的一部力作，是中医典籍研究的一项硕果。

相信该书付梓，不仅对于小儿推拿的理论研究有相当重要的资料价值，而且对于小儿推拿的进一步传承发扬也有着深刻的借鉴意义。《小儿推拿医籍选读》的出版，必将为中医医籍研究事业提供新的中医能量，开拓新的中医儿科推拿未来。

张素芳

2023 年 8 月于济南

目　录

第一章　小儿推拿发展史略

　　小儿推拿，古称"小儿按摩"，其源远而流长，是推拿学的分支和重要组成部分，研究小儿推拿必然要深入探讨推拿按摩疗法的起源与发展。

　　推拿按摩疗法历史源远流长，是人类最古老的一门医术，它产生于人类的生产劳动。早在远古时期人类发明和利用火之前，在懂得抚摩伤痛之前，人类就学会了用摩擦来温暖受冻的肢体，就有了摩擦生热，热能暖身镇痛的感性认识。早期原始社会人们大都居住在洞穴或窝棚内，以避风寒暑湿，防野兽虫蛇，这是人类最早的预防外伤的措施。但人类在攀树、爬山与猛兽虫蛇搏斗及部落之间发生战争时，又常常发生外伤。当先人们在肢体受冻或因撞击、扭挫、跌损或饮食过于生冷等而引起疼痛或心理受挫需要安慰和交流时，会不自觉地自己或让同伴摩擦、抚摩、按揉不适部位以抵御寒冷、减轻伤痛、得到宽慰，于是便逐渐认识了推拿按摩的作用，产生了原始的推拿按摩方法，并逐渐积累着推拿按摩治疗疾病的经验。经过长期实践和不断总结，就由自发的行为发展成自觉的医疗行为，形成了一种最古老的疗法。因此，可以说自从有了人类就有了推拿按摩疗法。

　　小儿推拿的发展史，基本上经历了从秦汉的萌芽阶段到隋唐宋元时期的经穴小儿推拿的奠基阶段，一直到明代小儿推拿独特理论体系的建立，清代小儿推拿的日益发展，直至民国时期的小儿推拿日臻成熟，以及中华人民共和国成立以来的蓬勃发展几个发展时期。

第一节　先秦时期：早期推拿医疗实践

先秦时期的推拿医疗处于早期实践阶段，这一时期，有了简单的推拿按摩工具"匕""木椎"等，总结出了一部分较简单实用的推拿手法，如"摩""按""拊""中指搔"等，并用于治疗小儿惊风、癃闭、项痛、腹痛等病症。

甲骨文中手法的代称和基本的手法名为"拊"。《说文解字》云："拊，揗也"，"揗，摩也。"还有一个字"疛"，原文是人卧床不起，另一人以手按摩其腹部的形象。《说文解字》的解释是"小腹病也"。有几处是疛、付（拊）连文，意为手法治疗腹疾。甲骨文中，记载了为王室成员按摩前做可行性占卜过程，并记录了三个专职按摩师的名字：他们是"拊""臭"和"妭"。"拊"是一位宫廷专职推拿按摩师，"臭"可能是"拊"的助手，负责推拿前的焚香洁净或者香汤沐浴之类的工作，而"妭"则是一位女性推拿师的名字。另外，有学者认为卜辞中的"殷"字，是一人持推拿工具（或为砭石）为另一袒腹之人治疗。甲骨文中尚未找到药物或针灸治病的具体描述，更无相应治疗师的名字，说明按摩（推拿）是殷人主要的治疗手段。可见，甲骨文中已经蕴含了较多与推拿按摩有关的医学内容，反映了当时推拿按摩的发展概况。

反映周代历史文献资料的《礼记》，其第十二篇《内则》中载有"疾痛苛痒，而敬抑搔之"，东汉经学大师郑玄注"搔，摩也"，指用按摩法治疗肢疾。

《韩非子》记载以"弹"法治皮肤痤疮。《孟子》《庄子》《老子》《荀子》《墨子》等书，也都有关于按摩导引（自我按摩）的记载。

《史记·扁鹊仓公列传》载："臣闻上古之时，医有俞拊，治病不以汤液醴洒，镵石跷引，案扤毒熨"，这里的"跷引""案扤"即属按摩之术，且记载了扁鹊用按摩治疗虢太子暴疾尸厥的案例。韩婴《韩诗外传》卷十曰："扁鹊入，砥针砺石，取三阳五输（《史记》作"五会"），为轩光之灶；八拭之阳（《史记》作"八减之齐"，《说苑》作"八成之汤"），子同捣药，子明灸阳，子游按摩，子仪（《说苑》作"阳仪"）反神，子越扶形，于是世子复生。天下闻之，皆以扁鹊能起死人也。"在扁鹊的指挥下，他的弟子们运用按摩、针刺、温熨等方法，共同使患尸厥症的虢太子起死回生，一时传为美谈。

1984 年出土于湖北省江陵县张家山的简书《引书》，原文抄写在 113 枚竹简上，根据墓葬年代，其抄写年代不会晚于西汉高后二年（公元前 186），应早于《导引图》七八年。《引书》是一部导引术专著，内容主要反映春秋战国时期的导引养生学成就，是对当时流行于世的导引术的文字解说，主要是肢体运动与自我按摩。自我按摩的手法和术式有："以足靡（摩）胻""摩足跗""摇指（趾）""摇弘（肱）""摩目""摩手""举颐"等。在主动的关节运动和自我按摩以外，还有不少运用被动导引按摩手法治疗骨伤和内、妇、五官科疾病的记载。《引书》记载的推拿手法有"摩""摇""拔伸""踩跷""腰部后伸扳法""颈椎后伸扳法"等。推拿治疗的疾病包括"喉痹""癃闭""肠澼""项痛""背痛""肘痛""目痛""聋""口痛""心痛"等四十一种病症。

1973 年湖南长沙马王堆三号汉墓出土了大批帛书和竹木简，共计帛书十种，竹木简四种。墓葬年代为公元前 168 年（西汉初年）。《五十二病方》是其中最重要的一部医著，抄写于汉初，据唐兰等学者考证是马王堆出土十几种简帛古医籍中最古老的一种，其内容比《内经》更早，乃系《黄帝内经》之祖本，这已为学术界所公认。该帛书反映了春秋战国时期中医手法医学的成就。《五十二病方》"牝痔"篇有用砭石热熨治疗牝痔的记载："燔小隋（椭）石，淬醯中，以熨。"其意思是在牝痔的治疗中，运用"小椭石"，即椭圆状小形石块（砭石）在火上烧红后迅速放在醋里点淬一下，再拿出来在病患局部作热熨法。

特别值得一提的是该书中载有"以比周挼婴儿瘛所"的详细描述，即用类似后世刮痧的钱匕刮法治疗小儿惊风，这是最早的小儿推拿记载。

此时期的推拿治疗应用范围逐步扩大，实践经验也日益丰富，为后期的小儿推拿发展奠定了基础。

第二节 秦汉时期：小儿推拿萌芽

秦汉时期是小儿推拿发展的萌芽阶段。现存最早的医学经典《黄帝内经》和中国历史上第一部推拿专著《黄帝岐伯按摩》，以及医圣张仲景的《金匮要略》在此时期相继问世。其为推拿学及小儿推拿学的发展作出了巨大贡献。

《黄帝内经》包括《素问》与《灵枢》，其成书年代，经过了战国至秦汉的漫长时期，至隋唐还有医家参与修订和补充。《黄帝内经》主要是医学理论著作，但它对推拿医学的发展作出了历史性的贡献。《黄帝内经》确立了手法医学的正式学科名"按摩"。《素问·血气形志》云："形乐志苦，病生于脉，治之以灸刺。形乐志乐，病生于肉，治之以针石。形苦志乐，病生于筋，治之以熨引。形苦志苦，病生于咽嗌，治之以百药。形数惊恐，经络不通，病生于不仁，治之以按摩醪药。"这是中医学发展史上首次将按摩作为一门学科提出，明确提出了"中央"是推拿医学的发源地。《素问·异法方宜论》曰："中央者，其地平以湿，天地所生万物也众，其民食杂而不劳，故其病多痿厥寒热，其治宜导引按跷。故导引按跷者，亦从中央出也。"《黄帝内经》有了明确的推拿手法名称及操作方法，除了按法、拊法、摩法等常用推拿手法外，还记载了一些特殊手法。如《灵枢·刺节真邪》载有按压颈动脉"推而散之"的方法治疗大热发狂："大热遍身，狂而妄见、妄闻、妄言，视足阳明及大络取之，虚者补之，血而实者泻之。因其偃卧，居其头前，以两手四指挟按颈动脉，久持之，卷而切推，下至缺盆中，而复止如前，热去乃止，此所谓推而散之者也。"明确提出了有关按摩工具——圆针和锃针，《灵枢·九针十二原》谓："员（圆）针者，针如卵形，揩摩分间，不得伤肌肉，以泻分气。锃针者，锋如黍粟之锐，主按脉勿陷，以致其气。"阐述了推拿的作用机理：温经散寒止痛，温经活血止痛，舒筋通脉，清热泻火。

《汉书·艺文志·方技略》载有《黄帝岐伯按摩》十卷，这是我国第一部按摩专著，是推拿理论体系初步形成的一个标志性产物。可惜年久失传，书中具体内容无从考证，仅在现存的与其同时期成书的《黄帝内经》中有一些相关的记载。

东汉以前的《五十二病方》《武威汉代医简》《黄帝内经》等书中，尽管已经出现了膏摩疗法用于临床治疗的记载，但未见"膏摩"的正式提法。张仲景《金匮要略》首次正式提出了"膏摩"，把药物外用与推拿手法相结合的外治方法称为"膏摩"，扩大了推拿的治疗范围，并将其与针灸、导引等法并列，用于预防保健。

《金匮要略·脏腑经络先后病脉证第一》云："若人能养慎，不令邪风干忤经络。适中经络，未流传脏腑，即医治之。四肢才觉重滞，即导引、吐纳、针灸、膏摩，勿令九窍闭塞。更能无犯王法、禽兽灾伤，房室勿令竭乏，服食节其冷、热、苦、酸、辛、甘，不遗形体有衰，病则无由入其腠理。"《金匮要略·中风历节病脉证并治第五》载有"头风摩散"膏摩方，"头风摩散方：大附子一枚（炮），盐等分。上二味为散，沐了，以方寸匕，已摩疾上，令药力行"。方药组成很简单，只有附子和盐，此法将药摩于头部疼痛部位，取附子通阳散寒，食盐逐风之功以止头痛，为后世"摩顶膏"之滥觞。方寸匕，系古代量取药末的器具名，其形状如刀匕，大小为古代一寸正方，故名方寸匕。《金匮要略》共有27处提到方寸匕，唯有该处"以方寸匕，已摩疾上"，把方寸匕用作按摩器具。

三国时期的著名医学家华佗，不仅以发明"麻沸散"和施行内脏手术而闻名于世，也是推拿治疗与自我按摩导引的倡导者。《后汉书·方术传》记载，华佗发明了"五禽戏"导引法。五禽戏的主要作用是通过"引挽腰体，动诸关节，以求难老"，也就是延年益寿。但"亦以除疾，并利蹄足"，说明这一导引法也用来治疗骨伤科之四肢关节等处的疾患。

《外台秘要·卷一·诸论伤寒八家合一十六首》曾引述华佗用于伤寒病初起的膏摩法："华佗曰：夫伤寒一日在皮，当膏摩火灸即愈。"

这种在外感疾病的早期，或在病位较浅时，及时运用膏摩的方法与前面所述《金匮要略》以膏摩祛风防病的理论是一致的，可惜两者都没有留下具体的膏摩方。华佗明确提出了推拿的适应证、禁忌证及推拿的作用机理。推拿误治问题经华佗首次提出后，逐渐引起了后世推拿医家的重视。

第三节　晋南北朝隋唐宋元时期：
经穴小儿推拿奠基

两晋南北朝时期，按摩手法日渐丰富，手法适用范围不断扩大。创立了用于小儿急腹痛的颠簸法及治疗小儿疳积的捏脊法，推拿大量应用于儿科疾患的预防与治疗。同时膏摩法得到系统总结，养生手法形成了套路。

葛洪《肘后备急方》最早记载"天行发斑疮（天花）"的典型症状和流行特点，记述了"爪刺人中良久""救卒中恶死"的方法。《肘后备急方·治卒心痛方》记载："使病人伏卧，一人跨上，两手抄举其腹，令病人自纵重，轻举抄之，令去床三尺许，便放之。如此二七度止。拈取其脊骨皮，深取痛引之，从龟尾至项乃止。未愈更为之。"前法为抄腹法，又称颠（簸）腹法，用于小儿急性腹痛（如肠扭转）；后法为捏脊疗法，用于小儿食少、疳积和增强体质。两法流传至今。

隋唐时期出现官办太医署，按摩成为医学教育四大科目之一。隋代的太医署分医、药两大部分，医学教育又分为医、针、按摩和咒禁四科。少小科（儿科）是医学教育的重要内容和必修课。《唐六典》记载隋代太医署按摩科设按摩博士、按摩师、按摩工等不同级别。按摩博士对按摩生进行有组织的按摩教学、培训和考核。唐代完善了太医署制度，将按摩博士和按摩师的官衔确定为"从九品下"，规定了按摩的治疗范围为"风、寒、暑、湿、饥、饱、劳、逸"八类。唐代对儿科医生要求严格，承袭医学博士教授学生的形式，学制五年，有严格考试制度，考试合格者方能成为小儿医。由于政府重视、引导和规范，有力促进了包括按摩和中医儿科在内的中医药学的发展。

隋代首位太医博士巢元方著《诸病源候论》，全书50卷、67门、7720论，其中小儿杂病诸候6卷，儿科病因证候252候。他将外感分为伤寒、时气两大类，提出了小儿"不可暖衣……宜时见风日，常当节适乳哺"等育儿观。全书并无方药，却于每卷之末附按摩导引法。其中，摩腹法最有特色，运用很多，后世小儿推拿中应用广泛的摩腹法就是在此基础上发展而来的。如《诸病源候论·卷十六·腹痛候》载有摩腹治疗腹痛："两手相摩令热，以摩腹，令气下。"《诸病源候论·卷十·大便难候》记有摩腹治疗大便难："偃卧直两手，捺左右胁，除大便难。"《诸病源候论·卷二·风邪候》述有摩腹治风邪："脾主土，土暖如人肉，始得发汗，去风冷邪气。若腹内有气胀，先须暖足，摩脐上下并气海，不限遍数，多为佳。如得左回右转，三七。和气如用，要用身内一百一十三法，回转三百六十骨节，动脉摇筋，血气布泽，二十四气和润，脏腑均调。和气在用，头动转摇振，手气向上，心气则下，分明知去知来，莫问平手，欹腰。转身，摩气，屈蹩回动，尽，心气放散，送至涌泉，一一不失气之行度，用之导益。不解用者，疑如气乱。"这段文字显然超出了论述风邪治法的范围，高度概括了摩腹法的操作方法和理论，对后世小儿推拿之摩腹法影响极大。

唐代孙思邈著《备急千金要方》与《千金翼方》。《备急千金要方》首列妇人、少小婴孺诸病。《千金翼方》有养小儿、小儿杂病等内容。孙思邈对推拿的主要贡献在于总结了膏摩法，其记载膏摩用于小儿的适应证有小儿客忤、小儿夜啼、小儿热病、小儿鼻塞不通、小儿腹大且坚、腹胀满、小儿眯目不明，以及保健预防等。常用部位有囟门、手足心、腹、心口、脐等。操作手法有摩法、捋法、上下行转等。如《备急千金要方·少小婴孺》曰："小儿虽无病，早起常以膏摩囟上及手足心，甚辟风寒。"这一膏摩方名"五物甘草生摩膏方"，不仅用于辟风寒，预防外感病，还可用"治少小新生，肌肤幼弱，喜为风邪所中，身体壮热，或中大风，手足惊掣"。其他用于治疗小儿疾病的膏摩方还有丹参赤膏、摩生膏等。书中所介绍的葱鞭法颇有创意，谓："儿生不作声者，此由难产少气故也。可取儿脐带向身却捋之，令气入腹，仍呵之至百度，啼声自发。亦可以葱白徐徐鞭之，即啼。"此法，葱白具有辛香通窍之效；鞭之，实为现代推拿之拍击法。二者结合共达行气开窍之功。"徐徐"鞭之，明确指出了该手法的操作要领。《备急千金要方·少小婴孺方》还记载："少小中客之为病，吐下青黄赤白汁，腹中痛，及反倒偃侧，喘似痫状，但目不上插，少睡耳，面变五色，其脉弦急。若失时不治，小久则难治矣。欲疗之方：用豉数合，水拌令湿，捣熟，丸如鸡子大，以摩儿囟上、手足心各五六遍毕，以丸摩儿心及脐，上下行转摩之。食倾，破视其中，当有细毛，即掷丸道中，痛即止。"这种治法至今还在民间应用。

唐代王焘《外台秘要》第三十五、三十六卷为"小儿诸疾"，有"摩儿头及脊"治疗夜啼经验。唐末我国第一部儿科专著《颅囟经》问世，该书提出了小儿"纯阳之体"的理论，阐述了小儿脉法及囟门诊察法，论述了惊、痫、疳、痢、火丹等证治，勾勒出中医儿科学的基本轮廓。同一时期，王超的《水镜图说》记述了小儿指纹诊法，开拓了小儿病症诊断新思路。但是，成人按摩和小儿按摩还混为一体，二者在手法与穴位上区别不大，小儿按摩仍秉承传统经穴按摩法。这一时期，儿科疾病以中药治疗为主。

宋代将少小科改称小方脉科，使中医儿科完全独立。北宋钱乙对中医儿科贡献最大，他总结出了小儿的生理病理特点，即"五脏六腑，成而未全，全而未壮，脏腑柔弱，气血未实，易虚易实、易寒易热"。强调了望诊的重要性，对"面上证""目内证"与痘疹类出疹性疾病的诊断记录尤详。阐述了儿科病症的六种常见脉象，创立了中医儿科的脏腑辨证体系。宋代其他儿科著作有《小儿卫生总微论方》《幼幼新书》《小儿病源方论》等。当时的医学巨著《圣济总录》特设"小儿门"十六卷，解释了按和摩的区别："可按可摩，时兼而用，通谓之按摩。按之弗摩，摩之弗按，按止以手，摩或兼以药，曰按曰摩，适所用也。"将按摩的作用机制分成两大类："大抵按摩法，每以开达抑遏为义，开达则壅蔽者以之发散，抑遏则慓悍者有所归宿。"从而使按摩同阴阳、升降等传统中医理论对接，步入了理性轨道。

宋代改革医学教育，太医局取消按摩科，但按摩医学仍惯性发展。《苏沈良方》卷十记载河北一老翁用爪掐法治疗小儿脐风的案例："只掐令气脉断，不必破肉……应手皆效。"危亦林《世医得效方·卷十一·小儿科》曰："初生大小便不通，腹胀欲绝者，急令妇人以温水漱口，吸哑儿前后心并脐下、手足心共七处，每一处凡三五次，漱口吸哑，取红赤为度，须臾自通，不尔无生意。有此证遇此法，可谓再生。"其法以口吸哑，独具匠心。后世《本草纲目》《医便》《证治准绳》等书皆引用此法。

金元时期，百家争鸣。寒凉派刘河间在《黄帝素问宣明论方·儿科论》中提出"大概小儿病者纯阳，热多冷少"，主清热。攻下派张子和提出"养生当论食补，治病当论药攻"，倡汗、吐、下三法，并在其《儒门事亲》中运用"揉脾"法治疗小儿身瘦肌热等证。补土派李东垣重视脾胃，提出补土为主要治法。滋阴派朱丹溪创"阳常有余，阴常不足"，认为"乳下小儿常湿，热多""小儿食积、痰热、伤乳为病，大概肝与脾病多""小儿易怒，故肝病最多；肝只是有余，肾只是不足"，并倡导滋阴法。各种流派虽然学术思想各异，治疗方法有别，但从不同角度认识小儿生理病理，运用不同方法防治儿科疾病，促进了中医儿科学向纵深发展。

中医儿科临床地位的提高和中医儿科学理论体系的建立为小儿推拿学的形成奠定了基础。

第四节　明代：小儿推拿独特理论体系形成

明代是推拿发展的又一鼎盛时期，推拿疗法再次受到朝廷的重视，太医院重设按摩科，为医学十三科之一，推拿应用于小儿和成人临床各科，小儿推拿形成独特的手法和穴位体系。至明隆庆五年（公元 1571），由于种种原因，医学机构又改为十一科，按摩科再次被政府取消，从此推拿按摩一直在民间流传。现有资料表明，现存推拿专著多从明代开始，且基本都是小儿推拿专著。这与当时的封建礼教"男女授受不亲""身体发肤，受之父母，不敢毁伤"有关，成人推拿难以开展，而小儿推拿不受这方面的限制，从而得到快速发展，尤其在南方地区。

1. "推拿"一词出现

据现有资料查考，"推拿"一词始见于明代儿科医家万全所著《幼科发挥·卷二·慢惊有三因》："一小儿得真搐，予曰不治。彼家请一推拿法者掐之，其儿护痛，目瞪口动，一家尽喜。儿斜视，彼曰看娘。儿口开张，彼曰寻娘乳吃。予叹曰：误矣。睛子转睛，谓之看娘；急口开张，谓之寻乳，皆死证也。其夜儿果死。"其实这是关于推拿医家判断死症失误的记载，后来推拿演变为正式的学科称谓。据考证，丹波元胤在《中国医籍考》中引用的《幼科发挥》自序，日期署为万历己卯年，即 1579 年，相当于按摩科被官方取消之后。因此，有人提出之所以称为推拿，是因为在这一时期，推拿只能在民间偷偷的开展之故。

2. 儿科推拿体系的形成

明代小儿推拿名家辈出，儿科推拿专著相继涌现，在治疗小儿疾病方面也积累了丰富的治病经验和理论知识，形成了小儿推拿的独特体系。其中"秘传看惊掐筋口授手法论"是我国现存最早的小儿推拿专题文献，见于 1574 年庄应祺补辑的《补要袖珍小儿方论》第十卷。《补要袖珍小儿方论》源于明代徐用宣 1405 年所撰《袖珍小儿方》，这篇论述首次记载了"六腑""三关"等小儿推拿特定穴的定位、操作和主治，还记载了"龙入虎口"和"苍龙摆尾"两种小儿推拿复式手法，以及手足推拿穴位图谱，手法以推、擦为主而称之为"掐筋"，以小儿惊风作为推拿主要的适应证。

《小儿按摩经》的问世和一批小儿推拿专著的涌现是明代儿科推拿体系建立的标志。《小儿按摩经》收录于明代杨继洲的《针灸大成》中，是现存最早的小儿按摩专著，又称为《保婴神术按摩经》，《针灸大成》题为"四明陈氏"著集。该书应该成书于 1601 年之前，其学术思想源于《补要袖珍小儿方论》的"秘传看惊掐筋口授手法论"，载有"手法歌""阳掌图各穴手法仙诀""阴掌图各穴手法仙诀""治小儿诸惊推揉等法"，首次对小儿推拿的穴位、手法、治疗等进行了全面阐述。该书小儿推拿的穴位图谱已经具备，共载有小儿推拿穴位 101 个，其中，分布于上肢的最多，为 68 个，头颈部 13 个，下肢 11 个，胸腹部 4 个，腰背部最少。增加了精宁、威灵、二扇门、二马、一窝风等特定的穴位和部位。"手诀"篇记载了黄蜂出洞、水底捞月等 28 种复式操作手法及其主治范围。后世总结的小儿推拿八法：掐、揉、按、摩、推、运、搓、摇等手法在书中均已出现，主要治疗手法仍首选掐、推、揉。治疗疾病仍以惊风为主，由 21 种增加到 36 种，其中"治小儿诸惊推揉等法"篇载有马蹄惊、水泻惊、呕逆惊等 32 种惊证的推拿方法，并在"补遗篇"载有孩儿惊、脐风惊、水惊、肚胀惊 4 种惊证的推拿方法。由此可见，在小儿推拿创立的初期，主要用于治疗小儿的各种惊证，"看惊掐筋"是其主要目的。

该书首次全面论述了小儿推拿的诊断方法，对脏腑在体表的投影点有较完整的论述。其著作体裁以图解和歌诀为主，为后世的小儿推拿著作所效仿。

3. 明代的其他小儿推拿专著

《小儿推拿方脉活婴秘旨全书》为龚云林于 1604 年所撰，姚国桢补辑。该书又称《小儿推拿秘旨》或《小儿推拿活婴全书》，是明代重要的小儿推拿著作，对流传于民间的推拿疗法作了系统整理。全书分为上、下两卷，上卷主要论述了儿科基本理论和推拿理法，包括总论、蒸变论、惊风论等，以推拿治疗为主；下卷主要论述儿科方脉，主要是小儿常见病症的药物治疗。上卷推拿内容介绍了手足推拿特定穴的定位、功效与手法，包括"掌上诸穴拿法歌""掌面推法歌""掌背穴治病歌""掌面诸穴图""掌背穴图""脚上诸穴图"。共记载小儿推拿穴位 76 个，其中上肢 57 个，下肢 6 个，新增靠山、甘载、小横纹、百虫、前承山等穴；讲述了"十二手法主病赋"和"十二手法诀"，介绍了十二种重要复式手法的的名称、操作、功效、适应证等。首次提出乌龙摆尾、老虎吞食、拿十二经络等操作方法。"五脏主病歌"叙述了五脏六腑主要病症的推拿治疗方法。"二十四惊推法歌"分述小儿 25 种惊以及肚痛、火眼等杂症的推拿治疗方法。书中常以歌诀的形式阐述穴位功效及推拿治法，易懂易记，便于掌握。该书是目前最早的小儿推拿单行本，曹炳章先生称赞该书为"推拿最善之本"，对小儿推拿体系的完善发挥了很大的作用，是推拿发展史上的一个飞跃。

明代周于蕃所著《小儿推拿秘诀》，成书于 1605 年，又称为《推拿仙书》《小儿科推拿仙术》《小儿科推拿秘诀》《小儿科推拿仙术秘诀》《推拿秘诀》，清代钱汝明（1776 年）予以参订重刊，名《秘传推拿妙诀》。该书是专门论述小儿推拿的专著，成书略晚于《小儿按摩经》，与《小儿推拿秘旨全书》《幼科百效全书·幼科急救推拿奇法》《万育仙书·推拿目》等明代小儿推拿著作关系密切。该书载有多种小儿推拿图谱，讲述了看小儿无患歌、拿说、拿法、男女左右说、分阴阳推三关退六腑说、手法捷要歌等。其中手上推拿法包括天门入虎口、水里捞明月、打马过天河、黄蜂入洞、赤凤摇头、飞经走气、凤凰单展翅、猿猴摘果、双龙摆尾共 9 种复式操作的名称、功用与操作方法。

"身中十二拿法"的穴位与功效，包括拿太阳、拿耳后、拿肩井、拿奶旁、拿曲尺、拿肚角、拿百虫、拿皮罢、拿合骨、拿鱼肚、拿膀胱、拿三阳交。所载男女诸般证候法，简明扼要地讲述了46种证候、病机及其推拿治法。阳掌诀法包括运八卦等15种掌面推拿操作方法，阴掌诀法包括掐揉二扇门等7种掌背穴位操作法。诸惊证候并推治法论述了23种惊风及其推拿治疗方法。杂证治法介绍了18种杂症的推拿治疗方法。有学者认为清代以后的小儿推拿著作多以此书和《小儿推拿秘旨》为蓝本，形成两个分支。

除此之外，明代重要的小儿推拿著作还有《万育仙书》《推拿秘旨》《幼科百效全书》《医学研悦》等。

1565年罗洪先所撰《卫生真诀》一卷，于1597年刊行后，经明末曹无极增辑为两卷，名《万育仙书》，约成书于17世纪初。上卷为"按摩目"，下卷为"导引目。"其中"按摩目"专论小儿推拿，是明末关于小儿推拿疗法的珍贵记录，在有关小儿疾病的诊断、穴位、推拿手法和主治疾病等方面均有详细论述。该书首次出现"黄蜂入洞"等16幅手法操作图，弥补了既往文献书中仅有穴位图谱，没有手法操作的遗憾，为小儿推拿的发展，尤其是传播带来较大便利。该书所载"五指筋图""手六筋图""手背面图""斗肘图""脚穴图""手面五指图"和另外3幅无名手掌图，与《幼科百效全书·幼科急救推拿奇法》几乎完全一样。"五脏六腑病症歌"与《小儿按摩经》"手法歌"的上半阕相同，与《小儿推拿秘诀》"五脏主病歌"和《幼科百效全书》的"手指五脏六腑歌"较为接近，但注解更为详尽。"马郎手掌歌""按摩症候诀""如常推拿法""手足穴道主治"等内容较有特色。

1620年黄贞甫所著《推拿秘旨》一书，收存于1810年清代徐赓云之《味义根斋偶钞》，是明代重要的小儿推拿著作。黄氏是明代名医，尤长于儿科推拿术。他将早年游学湖北襄阳时被赵公授予的马郎救婴秘术潜心研究，于1620年将自己的推拿经验整理成《推拿秘旨》四卷。内容涵盖了小儿各科疾病和内外治疗诸法，详述儿科疾病的诊断方法，以歌诀形式叙述病情，推拿手法及穴位图示清晰，内附推拿手法图。徐赓云"小序"称"钠斋族叔得此书于笠泽渔隐，珍秘筐筒"，但原书本有缺损、内容混淆，绘图亦粗陋，自己重新编次、摹图，"殊费苦心，阅月竣事，心手交瘁"。存世此书内容完整，绘图精细，堪称精品。卷一内容包括：论婴儿、小儿五脏标本、五脏病症形色、面部分五脏以及小儿有疾歌、辨不死症、看孩儿筋色辨痘歌等 15 节。卷二包括：看症生死诀、探指知症法、四症八候问答、虎口三关图诀以及十不治候、正面侧面穴图、阳掌阴掌穴图、推坎宫图、推攒竹图等共 27 节。卷三包括：论婴幼异治、要穴十拿、周身正穴背穴图、推拿手法图说总目、手法图说（共三十四则）、治经要诀、诸经分治法、诸症推拿法、灸灯火穴图说（二则）等。卷四主要列举了导赤散、生犀散、泻心散等儿科常用方 25 首，主治、药物、剂量和用法齐全。

《幼科百效全书》是明代龚居中所撰，又名《保幼全书》，成书年代不详，共三卷，其中上卷专论小儿推拿，卷名为"幼科急救推拿奇法"。据考证，龚居中为龚廷贤后裔，《中国医籍考》载："龚居中《幼科百效全书》序：余家庭授受疗男妇之法，奇正不一，独小儿推拿，尤得其传。而其法与亡名氏《慈幼秘传》、李盛春医书十种及是书（《小儿推拿秘诀》）所载不异。"其推拿术可能得自家传，书中所载推拿内容与"秘传看惊掐筋口授手法论"、《小儿按摩经》和《万育仙书》基本相同。例如"保幼心传说""家传秘法手诀"与"秘传看惊掐筋口授手法论"的总论和"家传秘诀"相似。"断死生惊诀法""推法妙诀歌""手法治病歌""推拿手诀""诊脉要诀歌""渡诸惊之法"与《小儿按摩经》的"认筋法歌""要诀""手法治病诀""手诀""诊脉歌""治小儿诸惊推揉等法"基本相同。本书共记载小儿推拿穴位 70 个，其中上肢手部 32 个，头面部 24 个，明显增加了头面部的穴位。

另外，还有 1626 年李盛春汇辑的《医学研悦》，又称为《医书十种》，共 10 卷，其中卷十为"附刻小儿推拿卷"，载有"论推拿之由""小儿无患歌""风气命三关说""五脏六腑歌""论阳掌推拿""论阴掌推拿""手上推拿法""身中十二拿法""诸证候并推治法"等。附有"小儿正面之图""小儿五位之图""阳掌""阴掌""周身穴图推拿左右相同""背上六推骨节法"六幅图。其中"身中十二拿法"注明"周身图拿即揉掐"，与《小儿推拿秘诀》所载"身中十二拿法"基本相同。"手上推拿法"讲述的是小儿推拿次序，"先用面上取汗，次或用呕，然后分阴阳，推三关，及六腑"。六腑推拿则根据病症决定次序，如"饮食先脾土，泄泻先大肠"等。该书所论述小儿推拿临床治疗主要有三种分类法：一种以操作法，即手法加穴位或部位为纲，如"掐小天心，清补肾水，凡男女眼向上，此穴往下揉，眼向下，往上揉，向左右，居中重揉"。一种以脏腑为纲，一种以病症为纲，如"大小便少，退六腑，清肾水为主"；"哭不出声，清心经，分阴阳，掐威灵穴为主"。单论推拿治疗的，还有"治水肿，每次分阴阳二百，推三关二百，退六腑二百，推脾土三百，运水入土一百，上用姜葱汤推之，忌盐，并生冷物，乳食少用"等推拿配合介质及饮食调养方法的"杂症治法"。

以上为明代的小儿推拿专著，由于当时小儿推拿盛行，在同时期的一些医学著作中，如《韩氏医通》提到："八岁以下小儿，予戒投药。有疾，但以所宜药为细末，调香油，令人热蘸，按摩患处；或水调成膏贴之；或煎汤，用绢帛染拭，任意活法，但使药气由毛孔穴络熏蒸透达。如不能检方用药，以有润手按摩牵引，手舞足蹈，未尝不愈其疾也。"《本草图经·草部上品之下卷五》记载了应用景天苗叶治疗婴童风疹的方法："治疮毒及婴孺风疹在皮肤不出者：生取苗叶五大两，和盐三大两同研，绞取汁，以热手摩涂之，日再，但是热毒丹疮，皆可如此用之。"《寿世保元》一书中谈到用推拿治疗小儿感冒风寒："论小儿感风或冒寒，用老葱三四根，春极烂，以手抹来，相搽满掌，烘温暖，向病者遍身擦之，通气处再遍擦几遍，暖处出汗，立愈。"

明代小儿推拿著名学者，除了上面几本著作的作者四明陈氏、周于蕃、黄贞甫、龚廷贤、龚居中、曹无极、庄应祺等，还有一位与小儿推拿有关的传奇人物"马郎"。《推拿秘旨》一书中于泰昌元年岁次庚申（即明万历四十八年，1620）八月桐庐壶天逸叟所作的原序中记载的关于马郎的医案，称明世宗（即嘉靖）婴儿时曾患惊风危急，天帝命太白金星显化马郎，揭榜进入楚王府，救活当时的皇储，后来即位的明世宗，然后传授仙术于内廷，这也是导致明代小儿推拿盛行的原因之一。其实马郎就是民间小儿推拿名医，以擅长小儿推拿闻名，虽然他所著《马郎按摩》一书未能传世，但在后世有很多著作中都有关于他的手法和穴位的记述，如《万育仙书》所载的"马郎手掌歌"，在《小儿推拿直录》中谓之"马郎捷径手法歌诀"。

著名的儿科医家万全，同时也是一位推拿医家，擅长应用手法作为药物治疗之辅助，在《幼科发挥·卷二·急惊风变证》中有一则教给孩子家长治疗急惊风的记载："教其父曰：尔子病将发时，急掐两手合谷穴。"他还在《幼科发挥》和《万氏家传育婴秘诀》中记录了有关小儿推拿意外的病案。如："幼科有拿掐法者，乃按摩之变也。小儿未周岁者，难以药饵治，诚宜之，则可以治外邪，而不能治内病也。能治小疾及气实者，如大病气虚者用之，必误儿也。为父母者，喜拿而恶药，致令夭折者，是谁之过欤？"虽其论有偏颇，但在当时医疗条件落后，小儿夭亡率高的情况下，更强调对小儿推拿适应证和预后的准确判断能力。元末明初著名医家周汉卿，擅长针灸及外科手术，据《古今医统大全·卷三·翼医通考·上》记载，他还擅长应用推拿手法配合针刺治疗小儿腹疾："永康应童婴腹疾，恒痌瘘行，久不伸。周君解裳视之，气冲起腹间者二，其大如臂。周君刺其一，拍然鸣；又刺其一，亦如之。稍按摩之，气尽解，平趋无瘘行。"这段医案亦可见于《明史·方技传》卷二百九十九。

明代永乐年间的《净发须知》，又名《江湖博览按摩修养净发须知》《按摩修养歌诀》等，该书主要讲述了理发、养生保健按摩及美容按摩方面的内容，其抄本中有关于小儿推拿的术语，如"凤凰展翅、一窝风、退下六腑、分阴阳"等，可能是在其传抄的过程中由后人逐渐补入的。

综上所述，明代小儿推拿逐渐分成两种体系，一种是将传统的成人推拿方法，如手法、十四经穴、膏摩等用于治疗儿科疾病的传统经穴小儿推拿体系；另一种则是在明朝中后期快速发展起来的具有小儿推拿特定穴位或部位及复式操作手法的独立的小儿推拿体系。但小儿推拿仍属于非主流治疗方法，在民间，尤其是南方发展较快。

第五节　清代：小儿推拿进一步发展

清代小儿推拿疗法从南方向全国继续发展，为越来越多的儿科医家所接受，在推拿手法和适应证方面不断扩大，出版了大量的小儿推拿学著作，其中《小儿推拿广意》《幼科推拿秘书》《厘正按摩要术》等对现在的小儿推拿仍有重要的指导作用。

1. 清代小儿推拿专著

熊应雄编写的《小儿推拿广意》是现存最早的一部清代小儿推拿专著，成书于 1676 年（清康熙十五年），又名《推拿广意》。该书分为三卷，上卷首列总论：源于《补要袖珍小儿方论》，主要论述推拿在小儿惊风治疗中的作用。次叙小儿疾病的诊断、推拿治疗的穴位及手法，主要介绍了 45 个小儿推拿特定穴的主治，并以图谱表示，共记载小儿推拿穴位 52 个，其中手部 25 个，足部 12 个，头面部 11 个。手法着重介绍了推法和拿法，并首先提出了推拿手法在手部和头面部的常规操作程序，即"推拿手部次第""推拿面部次第"。绘有"推坎宫""推攒竹""打马过天河"等 21 幅手法操作图，并有文字详解。卷末"脏腑歌"主要论述脏腑病症的小儿推拿方法，源于《小儿按摩经》"手法歌"和《小儿推拿秘旨》"五脏主病歌"。中卷记述了小儿常见疾病及杂症，如胎毒、惊风、诸热、伤寒、呕吐、泄泻、腹痛、痢疾、疟疾、积证、痞证、痫证、咳嗽、肿胀、目疾、杂症诸门等 17 种儿科病症的推拿治疗和对"坏症"的诊断等。分论尤为详尽，如在"腹痛门"中将腹痛辨证分型为热腹痛、寒腹痛、气滞食积而痛、冷气心痛 4 类。该书中说："大凡腹痛初非一，不特癥瘕与痃癖，分条析类症多端，看取论中最详悉。盖小儿腹痛有寒有热，有食积、癥瘕、偏坠、寒病及疣虫动痛，诸痛不同，其名亦异，故不可一概而论之。热腹痛者，乃时痛时止是也。"下卷记录了十六大类治疗小儿疾病的药方，包括内服、外用方剂 187 首。该书所论的大手法与其他小儿推拿书略有不同，如黄蜂入洞的推拿位置在前臂屈侧等。本书中绘制的小儿推拿手法操作图，与《万育仙书》中的小儿推拿手法操作图，是对小儿推拿学科的一大贡献。

骆如龙撰写的《幼科推拿秘书》是清代推拿手法体例最为完整的一本小儿推拿著作，与《小儿推拿广意》接近，一说以《小儿推拿广意》为蓝本。该书成书于 1691 年（清康熙三十年），刊行于 1725 年（清雍正三年）。全书共分五卷，卷一"赋歌论诀秘旨"，主要论述小儿病症的诊断方法，对望诊论述尤为详尽。卷二"穴象手法"，定位、穴道手法，先以文字形式详述小儿推拿各部位特定穴的定位、主治及补泻，以及推拿介质的四季选用原则，共 10 则，后附 11 幅穴位图谱。卷三"推拿手法"，介绍分阴阳、合阴阳、掐揉小天心、运八卦、运五经、推脾土、推肾水等 42 种单式手法，以及打马过天河、黄蜂入洞、按弦走搓摩等 13 大手法的操作方法及适应证。卷四"推拿病症分类"，阐述了小儿 24 种常见病症的病因病机及推拿治疗方法。卷五列"幼科药方"，并附有 8 首"小儿祝由方"。该书的特点是条目清晰，论述全面，手法操作以"分阴阳"为"起式"，指出"盖小儿之为病，多因气血不和，故一切推法，必先从阴阳分起，诸症之要领，众法之先声"，以"掐按儿肩井陷中、拿食指、无名指"之"总收法"结束操作。将经穴推拿与小儿特定穴推拿结合起来辨证治疗小儿痰喘等疾患，如："小儿痰喘，痰或作喘，彼不知吐，须用法取之。若不取吐，痰老难治。肺虚喘声短，实则喘声长，虚补实泻。法用分阴阳、运八卦、运五经、掐四横纹，乾离重推，补脾土。小便赤，清天河、退六腑、飞金走气。嘴唇红，按弦走搓摩、揉脐及肩井、曲池。气喘，合阴阳、又总筋、清天河立止。气吼发热，揉承山、天门入虎口、揉斗肘、赤凤摇头、飞金走气。痰盛，眼欲上窜，头往上昂，掐两乳下一指期门穴，即止。痰迷心，清心经、清肺经、揉外牢宫、揉精灵、掐五指节、天门虎口斗肘。"

夏云集（字祥宇，又字英白）所著《保赤推拿法》一书，成书于 1877 年（光绪十年），又名《推拿精要保赤必备》。全书共一卷，言简意赅。夏云集世传医道，并在金陵育婴堂设立小儿推拿专科，书中所录手法皆为临床应用之效法。书前"凡例"，首释拿、推、掐、搓、摇、捻、扯、揉、运、刮、分、和等 12 种小儿推拿常用手法，次述小儿推拿注意事项，并附有"推拿代药赋"。本书篇首载有头面、手足部穴道图，篇中论述各种手法 86 种，并在每一法下注明操作、功用、适应证，如中指尖推到横门穴、横门穴刮到中指尖、掐中指甲、揉大指甲、捻五指背皮、刮手背、揉手背等特色操作。本书的特点，正如著者所言："语极浅近，义极明显。""俾有恙之婴儿，不至为庸医村妇所害。"该书对手法的操作、推拿的时间及注意事项等都有较为全面的论述，将开天门、分推太阴太阳、掐天庭至承浆及揉耳摇头四法以开关窍，然后辨证择用诸法，并主张推毕各穴以掐肩井收功。对推拿施术时间，主张应以下半日为宜，因"上半日阳气正盛，在儿关窍推拿，多不能入"。指出医者施术时应注意"己之大指、食指皆不可修留爪甲，但以指头肉用力"，以免伤及小儿皮肤。同时强调推拿应"认症宜确"，若不明医理，不辨虚实寒热，错用手法，不仅无益，反而有害。他也认为补泻之道男女有别，如"推上三关法"，男向上推为热，治寒证；女向上推为凉，治热证。该书论述的"推拿法与药相通"的观点，与《幼科铁镜》相似。此书后由许敬舆增演为《增图考释推拿法》。

王启贤、王启圣编撰的《动功按摩秘诀》，成书于1696年。该书第三部分《动功按摩秘诀·手诀》论述了小儿推拿疗法，介绍了数十种小儿推拿复式手法，如"黄蜂出洞""黄蜂入洞""凤凰单展翅""凤凰鼓翅""飞经走气""天门入虎口""猿猴摘果""赤凤摇头""二龙戏珠""运水入土""运土入水"等手法，大多数至今仍用于小儿推拿临床。另外，还对清天河水、退六腑、运八卦、掐四横纹、掐精宁等小儿推拿特定穴位的操作与功用进行了阐述。《动功按摩秘诀》作为一部推拿方面的专著，对小儿推拿的继承与发展发挥了较大的作用。《动功按摩秘诀·小儿诸惊推揉法》曰："此系心经有热，推三关五十，推天河水二百，退六腑一百，运八卦一百，运五经、水里捞月五十。如因荤腥热炙脾胃，头乱舞，因风受热，推三关一百，推肺经一百，运八卦五十，推脾土一百，运五经七十，推天河水二百，水底捞月、飞经走气二十，天心穴掐之。"对辨证治疗小儿惊厥，有借鉴意义。

徐宗礼（字谦光，号秩堂公）所著《小儿推拿全书》，成书于1877年（清光绪三年），全书无目录，开始部分为三字句歌诀体，即后人所称"推拿三字经"，后有"推拿三字经序"和四言脉诀，并有推拿插图和操作方法。徐氏认为，古书所载推拿皆适用于小儿，人的经络气血，老幼没有本质的不同，只要根据年龄大小相应地调整推拿次数，小儿推拿法同样适用于成人。徐氏主张"大三万，小三千，婴三百"，四岁以下婴幼儿推拿300次，小儿为3000次，16岁以上的成人可达3万次。并主张独穴多推，如霍乱吐泻独推板门、流行性腮腺炎独取六腑。本书推拿治疗范围亦有所扩大，除常见的小儿疾病以外，还根据当时的疾病流行情况，将推拿用于治疗霍乱、瘟疫、流行性腮腺炎、疮疡、肺结核、肾虚牙痛等病症。徐宗礼还以方剂的功效类比、概括穴位推拿的作用，如推三关功同参附汤，运八卦与调中益气汤等。

张振鋆编撰的《厘正按摩要术》，成书于1888年（清光绪十四年），刊行于1889年，又名《小儿按摩术》。在《小儿推拿秘诀》一书的基础上，删其重复，补其阙漏，重新修改而成，故名"厘正"，是清代后期小儿推拿手法学较重要的著作。全书四卷。卷一为辨证，除一般的望闻问切四诊外，将胸腹按诊法引入小儿推拿，新增"按胸腹法"38种，是中医按察胸腹内容之集锦，且内容都比较切合实际。如"胃之大络，名曰虚里，在左乳三寸下。其动微而不见，为不及，宗气内虚也；或动而应衣，为太过，宗气外泄也。若三四至一止、五六至一止，主有积聚也；若绝不至者危。经曰：虚里无动脉者死。"卷二为立法，全面总结了明代以来流行的小儿推拿八法，即按、摩、掐、揉、推、运、搓、摇，还介绍了20种外治法的具体运用。卷三为取穴，介绍十四经穴和小儿推拿特定穴，以及推坎宫、推攒竹、双凤展翅、分阴阳、取天河水、苍龙摆尾、推三关、退六腑、水中捞月、按弦搓摩、猿猴摘果、凤凰展翅、推中指、飞经走气、天门入虎口、补脾土、二龙戏珠、赤凤摇头、推五经、运内八卦、打马过天河、十大手法、运外八卦、运水入土、运土入水等复式操作法，附有儿科推拿的取穴手法图。卷四列证，介绍了24种儿科病症的辨证、推拿和方药治疗。该书论述全面，兼有发挥，流传甚广。简言之，《厘正按摩要术》的贡献是提出了小儿按摩八法，描绘了儿科取穴手法图，介绍了胸腹按诊法，成为书中一大特色。

清代小儿推拿著作知名者还有钱汝明的《秘传推拿妙诀》、钱懷邨的《小儿推拿直录》、王兆鳌的《推拿摘要辨正指南》、周松龄（字仙渠）的《推拿辑要》、余楙（字啸松）的《推拿述略》、唐元瑞的《推拿指南》等。其中《秘传推拿妙诀》，题为蒲圻周于蕃（字岳夫）辑注，嘉善钱汝明（字用晦）参订，又名《小儿推拿秘要》，于1776年（清乾隆四十一年）印行。上卷为诊法及手法总论，下卷列各种病症的推拿治法处方、推拿穴位图、手法图等。书后附有钱汝明《秘传推拿妙诀补遗》一卷，其内容为手法口诀、小儿诸病的药物疗法、经络等。《小儿推拿辑要》于1844年（清道光二十四年）刊行，书前有周松龄及赵有悟的序言二则，栖霞（今南京）人李芹，擅长小儿推拿，并著有《福婴指掌》一书。1802年李芹把这一疗法传授给周松龄的父亲，周松龄又从他父亲那里学会，后来赵有悟把莱府某医《推拿授秘》二本及昌阳诸生征集张先生所藏僧本《推拿真诀》一书赠给周松龄，他根据这几本书编成了这一部《推拿辑要》。该书内容与《推拿秘书》相似，可能由《推拿秘书》补充而成。该书分为上、中、下三卷，上卷为儿科诸病诊法及歌诀，中卷述儿科各病的推拿手法，下卷列推拿穴位及手法图说。内容精要，颇切临床实用。余楙所著《推拿述略》，又名《推拿述要》，专述小儿疾病的推拿治疗。虽仅两千余言，但言简意赅，图文并茂，独具特色。余楙在书中提出并论述了不少学术思想和观点，如注重温补凉泻的不同手法和功用，视病情轻重酌量为之。不独用推拿，亦并用灸法、中药等，具有一定的临床参考价值。余楙还在书中对夏鼎的《幼科铁镜》做了大量的勘误纠谬，并删繁就简，择其简单易行的方法，使推拿手法更加简明实用，易于操作。《推拿述略》丰富和发展了小儿推拿的理论和实践经验，为小儿推拿方法的普及运用作出了独特的贡献。

2. 清代相关儿科专著中记载的小儿推拿

由于小儿推拿的盛行，在当时的一些非推拿专著中也有关于小儿推拿的记载，最有名的当属清代夏鼎（字禹铸）所撰写的《幼科铁镜》，该书共六卷，是一部久负盛名的儿科专著。卷一即论小儿推拿法，对小儿推拿手法、穴位、适应证等做了全面的论述，并纠正了前人对个别腧穴认识上的错误。其余各卷论述小儿病症的辨证、诊断，惊痫、麻疹、伤寒等病的辨治、药物应用等等。书中所录小儿推拿法，均为作者家传或临床亲验，绘制了8幅小儿推拿经穴图，在图中结合推拿手法、方向、补泻、适应证一一作了说明，图穴亦经两代考索。临床不效者，如老汉扳罾、猿猴摘果均予删除。夏鼎认为"用推即是用药"，故作"推拿代药赋"以阐明其观点，如"推上三关，代却麻黄、肉桂；退下六腑，替来滑石、羚羊；水底捞月，便是黄连、犀角"。并在"凡例"中指出某推当某药，某拿当某味，"使人晓得用推拿便是用药味，药味既不可误投，推拿又何可乱用？"并指出推拿宜在下午，不宜在早晨，慢惊属虚，宜药不宜推等观点。对于脾经的位置，该书有不同的看法："大指面属脾，画家画手掌，不把大指画正面，乃画家之正法，前人只得以脾土字写在侧边。后人误认，以讹传讹，遂以大指之侧边为脾，余故将前掌图大指移作正面。"这与《小儿推拿广意》脾经位于大指侧面之定位不同。

此外，清代吴灿编辑的儿科专著《济婴撮要》，刊于 1796 年。卷三引用夏禹铸《幼科铁镜》的小儿推拿疗法及灯火燋法，吴灿有按语说："推拿一术，神功莫测。""譬如痉厥惊风，牙关紧闭，虽有丹药，无可如何。惟以徐徐推醒，然后用药，不致束手无策。""《幼科铁镜》一书所载推拿、灯火俱属良法，人皆忽而不悟，其各穴部位，与《铜人图》无异。余宗其法，数十年来，治效颇多。"

武宁方略（字南熏）篡辑《幼科集要》一书，1838 年（清道光十八年）出版。以夏禹铸的《幼科铁镜》和陈飞霞的《幼科集成》两书为蓝本，参考其他儿科书，结合自己的经验写成。所附的小儿推拿疗法包括汗法、吐法、下法（类似《厘正按摩要术》所引周于蕃的手法）、开璇玑法（据云为武宁杨光斗所传）、伤寒推法、伤热推法、伤食推法、卓溪家传推拿秘诀（据夏禹铸《幼科铁镜》改编）。

3. 清代其他著作中记载的小儿推拿

另外还有一些清代的非儿科医书中附载的小儿推拿方法，列举如下。

清代徐尚慧集"达生篇""遂生篇""福幼篇"而成的《妇婴至宝》一书，主要内容是关于妇幼保健方面，由王兆敫于 1873 年增入《小儿推拿广意》中的一些辨证推拿方法。题为古寿昌余纯一清道人编著的《针灸指南》一书，内容多摘自《针灸大成》，所附小儿推拿疗法由"保婴神术按摩经"摘录而成，主要由"手法歌"和"要诀"两则。鲍相璈编篆的《验方新编》于1846年（清道光二十六年）刊行，上卷"小儿科"痘症门中，附有"推拿法"一则，和《厘正按摩要术》的发汗推拿法相似。清代浙江释心禅所著《一得集》，刊刻于1890年（清光绪十六年）。类似医话体裁，其中有推摩法论一则，讲述小儿推拿疗法："推摩法乃先师之直传秘法，按病推之，有立竿见影之效。因后世不得传授手法，以致弃置不用，几乎失传！盖小儿脏腑柔脆，一受风寒暑湿之邪，即便发热，或受惊吓……医者不能见病知源，发表、清里，用药杂役，肝胆气浮，热发于内，血热沸腾，则以小儿柔脆之脏腑，运化乳食，尚且不逮，何能再加猛烈之药性，岂有不反增药病耶？何如推摩法，既稳而又速效哉！近来是术盛行，而精者不一二。觇其法，以手五指分主五脏，指尖属脏，本节属腑。热清寒温，实泻虚补，分顺推逆，推左旋右，旋右推左，以定温清补泻之法。俱有下数，或三百或五百，不可乱推。又有揉以运气，掐以定惊。面上亦各有所主之部位，肚腹手足，俱可推摩。有十大手诀做法，乃先师之秘法也。若能精是术者，广行于世，则小儿之病，庶几无夭札之虞矣。"

综上所述，清代的小儿推拿在明代的基础上有所发展，地域上已经不局限于南方，正如《厘正按摩要术》1888年陈桂馨序所言："按摩一法，北人常用之，曩在京师，见直隶满洲人，往往饮啖后，或小有不适，辄用此法。云能消胀懑，舒经络，亦却病之良方也。南方专以治小儿，名曰'推拿'。习是术也，不必皆医。每见版锓'某某氏推拿惊科'悬诸市，故知医者略而不求，而妇人女子藉为啖饭地也。"一方面说明推拿在民间大受欢迎，广为应用，另一方面则提示从事推拿的人层次较低，对医学知识了解较少，容易导致失治误治，反而阻碍了小儿推拿的发展。

第六节　民国时期：小儿推拿流派相继涌现

到了民国时期，由于西风东渐，民国政府卫生政策不重视中医，尤其不重视操作型的医疗技术，小儿推拿只能以分散的形式在民间存在和发展。但是，由于推拿确实是行之有效的治疗方法，具有顽强的生命力，因此在民间还是有一定程度的发展，并且顺应地域性流行病特点和民间要求，自然地发展成为地区性民间小儿推拿学术流派，各具特色。

1. 小儿推拿流派的创始阶段

鲁东和湘西的儿科推拿流派就是在这个时期形成的。纵观各小儿推拿流派发展史，基本上都是在 20 世纪 20 ~ 30 年代，即民国时期形成的。例如：山东省牟平县宁海镇人徐谦光是三字经小儿推拿流派创始人，李德修是该流派代表人物。徐谦光自 1877 年完成了《推拿三字经》，成为三字经推拿流派的开山鼻祖，其著作虽未出版，但在民间流行，其后人未有传人。真正将三字经推拿流派发扬光大的是青岛市中医院李德修先生。李德修（1893—1972）又名慎之，山东威海市北竹岛村人。幼时家贫辍学，在渔船上学徒打工为生。17 岁染暴疾，致耳聋，幸遇威海清泉学校校长戚经含，戚氏怜其疾苦，遂赠清代徐谦光所著《推拿三字经》一书，并悉心指教，经 8 年学习，方独立应诊。1920 年到青岛，在鸿祥钱庄设诊所，以推拿疗疾，颇具声望。1929 年自设诊所，求治者盈门。1955 年应聘到青岛市中医院工作，任小儿科负责人。自此，李德修将三字经推拿流派专用于治疗小儿病症。

张汉臣　小儿推拿流派的创始人张汉臣（1910—1978），字新棠、贻桐、赓戊，山东省蓬莱县人。少年即随师学习中医内科，熟读《黄帝内经》《伤寒论》《金匮要略》等古典著作及中医儿科和小儿推拿名著。于 1925 年拜本县推拿名医艾老太为师，自此致力于小儿推拿事业。1930 年独立行医，1957 年应聘到青岛医学院附属医院组建小儿推拿室，开展小儿推拿疗法。张氏著有《小儿推拿学概要》和《实用小儿推拿学》。

孙重三　小儿推拿流派的创始人孙重三（1902—1978），山东省荣成县埠柳公社不夜村人。20 岁时拜胶东地区老中医林淑圃为师，从此步入医林。孙重三深得林椒圃赏识，林氏把自己的经验倾囊传授给了孙重三，其中就包括了小儿推拿的十三大手法。历经十年，孙重三学成出师，并在家乡教书、行医。1959 年调入山东中医学院任儿科教研室主任，1975 年晋任山东中医学院推拿教研室讲师兼任附院推拿科主任，开展小儿推拿疗法。孙氏著有《儿科推拿疗法简编》和《通俗推拿疗法》。

刘开运　小儿推拿流派的创始人刘开运，湖南湘西人，出身中医世家，苗汉后裔，御医后代，家族业医已三四百年，祖传中医、草医、推拿三套绝技，融汉、苗医于一炉，独树一帜。曾担任中华全国中医学会推拿学会副主任，主编《中华医学百科全书·小儿推拿学》，为国内唯一精通中医、草医、推拿的名老医师，主要从事小儿推拿。

北京地区的小儿捏脊流派，其创始人是冯泉福（1902—1989），号雨田，北京人。其父冯沛成及祖父皆业医，精通小儿捏积术。冯泉福是冯氏捏积术的第四代传人，其医德医术闻名遐迩。无论于医务界或患者中，他的名字早已被"捏积冯"取而代之。冯泉福幼时即受其父医学思想的熏陶，20 岁时随父亲开始学习捏积，1928 年独立行医，1959 年调入北京中医医院儿科工作，并始终负责儿科的捏积工作。冯氏嫡传弟子佘继林主编出版了《冯氏捏积疗法》一书。

2. 小儿推拿专著的出版

民国时期出版了很多小儿推拿著作，题为觉世老人稿本的《推拿新书》、钱祖荫（宅三）所著的《小儿推拿补正》、著名医家涂蔚生编著的《推拿抉微》、江苏无锡女中医马君淑（字玉书）所著的《推拿捷径》、许敬舆所增释的《增图考释推拿法》、昆山彭慎（蕴公）纂辑的《保赤推拿秘术》、宋乐天编纂的《小儿推拿辑要》、曲子明、曾雨辰等翻刻孙玉堂所著《儿科要诀》而成的《推拿全书》、陈景岐编辑的《小儿百病推拿法》、天津国医函授学院讲义的《小儿推拿法》《小儿百病自疗法》等。

其中《推拿新书》包括的小儿推拿内容有小儿推拿手法、小儿各症之推拿法等。钱祖荫所著《小儿推拿补正》一书，简明扼要地对 13 种小儿推拿的基本手法和操作机制进行阐释，在其他推拿专书中尚不多见，例如："推，用指甲循经络穴道向下推之，使血气达到病所也。""按，用指在部位上扪按之，使血气流通而不骤散"等等。

涂蔚生编著的《推拿抉微》以《保赤推拿法》为主，参以《幼科铁镜》《推拿广意》各书，以各家认证诸法为补助，首列原文，附以注释，添加了自己的观点加以完善，著成一书，推动了此时期小儿推拿的传承与发展。

近代杰出女推拿家马君淑撰写的《推拿捷径》，以明版周于蕃之《推拿全书》十卷为蓝本，配合马氏补充的"人之全体名位、脏腑功能、经络穴道及推拿代药骈言、推拿解义、色诊、推法、惊风、杂症等各种法门"，或用歌括，或附图稿，分为十节，印成专本。该书发展了推拿代药的思想，进一步发挥了小儿推拿八法并扩大了适应范围，对小儿推拿的普及作出了积极的贡献。《增图考释推拿法》是由许敬舆从《保赤推拿法》增入考证、解释及附图而成。《保持推拿秘术》由昆山彭慎纂辑而成，又称为《窍穴图说推拿指南》，将前述各家推拿手法搜罗殆尽，附以己意扩充，计有实用手术 154 节，大手术 33 节，为小儿推拿疗法载入手法最多的一部专著，但许多手法没有什么临床价值。《推拿全书》是以周于蕃的《小儿推拿秘诀》为蓝本扩充而成。《小儿推拿法》是天津国医函授学院"按摩科"讲义的一部分，是从《幼科推拿秘书》抄引而来。

3. 小儿推拿名医众多

民国时期小儿推拿医师众多，小儿推拿在上海发展较为迅速。

张静莲是第一个有记载的在上海开业的小儿推拿名医。据 1914 年《上海指南》记载，张静莲当时开业于上海牯岭路延庆里西 82 号。他的学生之一就是近代小儿推拿名家马君淑。1914 年版《上海指南》最早记载的另一个推拿医师是一指禅推拿名家丁凤山。

马君淑（1889—？），字玉书，自号耕心斋主人。马君淑 14 岁时因刻苦攻读儒家经典而患病，访医求治四年多，均无疗效。后经张静莲一推而愈，遂拜其为师，学习推拿。张倾囊相授，玉书亦悉心揣摩，并开始为小儿治病，时有青出于蓝之誉。后来，她应朋友之邀，先后在苏州和上海设诊开业，主攻小儿推拿，于 1930 年撰写出版《推拿捷径》。

戚子耀（1889—1968），法名远渊。推拿得自家传，精小儿推拿术。1932 年来沪设诊行医。1934 年任上海市国医学会第 12 届执行委员会候补执行委员。1932 年上海市国医学会《国医名录》记载其开业科目为"推拿、痧痘科"，开业于上海沪南区里马路竹行弄始平里 3 弄 6 号。戚子耀还先后开设"上海培德儿科推拿专门学校"和"佛教儿科推拿传习所"，传授小儿推拿。其妻戚志芳，1943年被《上海暨全国国医药界名录》和1948年《上海市中医师公会会员录》收录。戚子耀夫妇均为佛教居士，从"化人摊"（丢弃死婴的地方）抱回很多尚未咽气的病危婴儿，用推拿方法抢救。由此积累了大量推拿抢救小儿危急重症的经验，擅长推拿治疗急性尿闭、麻疹并发急性肺炎等儿科急病重症。

朱慧贞（1914—？）是戚子耀的弟子，1932—1935年师从戚子耀学习小儿推拿。1935年上海市卫生局第十届中医登记考试合格后在上海外郎家桥街位中堂从事小儿推拿。1937—1941年再次跟随戚子耀临诊。1941年后在上海老西门梦花街93弄5号设推拿医寓。1948年为上海市中医师公会会员。1950年代后就职于上海市黄浦区推拿门诊部小儿科。

综上所述，民国时期小儿推拿继续发展，期间成书的几部小儿推拿专著都是在前人著作的基础上，结合自己的经验改编而来，现代小儿推拿流派在这一时期已经基本形成，全国涌现出一大批著名的推拿医家，但由于国民政府的不作为和对中医的打压，小儿推拿仍在民间默默地发展。

第七节　新中国成立以来：小儿推拿蓬勃发展

新中国成立以来，在党的中医政策引导下，各级政府卫生部门大力扶植、发展中医事业，使其如枯木逢春，得到了复苏和发展。随着中医事业发展，小儿推拿的发展亦蒸蒸日上，山东、湖南、上海、广西、福建等相继涌现出了具有不同学术特色的小儿推拿流派。出版了多部小儿推拿著作及高等中医院校小儿推拿系列教材。在高等中医院校中设置了推拿（针灸推拿）专业，培养了专门的小儿推拿人才队伍。各地中医院推拿科相继开展了小儿推拿业务和小儿推拿相关的科研研究，成立了小儿推拿学会等学术组织，并进行了广泛的中外学术交流，小儿推拿事业取得了长足的发展。

一、小儿推拿流派的继承与发展

小儿推拿疗法在长期的发展过程中，以其广泛的群众基础，并因地域、师承等多方面的因素，逐渐形成了诸如特定穴位、手法、操作等方面的自身特点，并世代相传，于是有了不同的小儿推拿流派。目前国内发展比较充分，影响较大的小儿推拿流派，主要有山东孙重三小儿推拿流派、三字经小儿推拿流派、张汉臣小儿推拿流派，湖南刘开运小儿推拿流派，北京小儿捏脊流派，上海海派儿科推拿流派以及其他的流派，如广西黎氏小儿推拿流派、厦门"放筋路"疗法等，因其区域限制性及缺少理论总结和著述，大都没有普遍流行开来。

1. 齐鲁孙重三小儿推拿流派

该流派创始人孙重三于 1959 年调山东中医学院儿科教研室，1975 年晋任推拿教研室讲师兼任附院推拿科主任，开展小儿推拿工作，并将该流派学术传承于山东中医学院及其附属医院推拿科毕永升、张素芳、程本增等。至今，以山东中医药大学附属医院推拿科张素芳教授为代表的孙重三小儿推拿流派学术团队，将该流派学术思想不断发扬光大，不仅在山东，在全国推拿界都有很大的影响力。孙重三编著《儿科推拿疗法简编》，1956 年由山东人民出版社出版，《通俗推拿手册》1960 年由山东人民出版社出版。传人张素芳著《中国小儿推拿学》，1992 年 7 月由上海中医学院出版社出版。

孙重三流派的特点是：①首重"天人合一"的整体观念，诊病强调闻诊和望诊。②继承发扬了林椒圃"十三大手法"。毕永升总结了该流派的临床经验，包括：四大手法治感冒；推天柱骨治呕吐；侧推大肠、推脾经、推上七节骨加减治疗腹泻；推箕门、揉运膀胱治癃闭；摩神阙、拿肚角治便秘；推胸八道配推揉膻中治咳嗽。

2. 山东三字经小儿推拿流派

三字经小儿推拿流派代表人物李德修于 1955 年应聘到青岛市中医院工作，任小儿科负责人。自此，李德修将三字经推拿流派专用于治疗小儿病症，并得到不断的发展与传承。李德修著有《小儿推拿讲义》，为油印本，1958 年由青岛市中医院内部刊行；《李德修小儿推拿技法》，1981 年由青岛市中医院内部刊印。传人赵鉴秋著有《幼科推拿三字经派求真》，1991 年 12 月由青岛出版社出版。后再版为《三字经派小儿推拿宝典》，2009 年 10 月由青岛出版社出版。

三字经小儿推拿流派的学术特点：①偏重望诊及五脏辨证（李德修潜心于望诊，患者入室，举目一视，即能说出病情）。②取穴少而精，善用独穴。每次取穴 3～5 个，有时采用独穴治病。③推拿时间长，手法频率高。④以清法见长。⑤手法操作简单。⑥以推拿代替药物。

3. 青岛张汉臣小儿推拿流派

创始人张汉臣于 1957 年应聘到青岛医学院附属医院，组建小儿推拿室，开展小儿推拿疗法。著有《小儿推拿学概要》，1962 年由人民卫生出版社出版。《实用小儿推拿》，1974 年由人民卫生出版社出版，本书为 1962 年第一版之修订本。张汉臣还著有 3 部尚未发表的著作：《儿科推拿方剂学》《农村儿科推拿手册》《张汉臣儿科推拿经验录》，手稿均由张汉臣之子保存。

张汉臣小儿推拿流派的主要特点是：①重视望诊，其内容多而详实，尤以望面色和望鼻最有特色。②在治则上是以治本为主，严守"补虚扶弱"或"补泻兼治"的法则。把小儿推拿概括为"一掌四要"：一掌即掌握小儿无七情六欲之感，只有风、寒、暑、湿、燥、火、伤食之症的生理特点。四要包括：一要辨证细致，主次分明；二要根据病情，因人制宜；三要取穴精简，治理分明；四要手法熟练，刚柔相济。

4. 湖南湘西刘开运小儿推拿流派

该流派创始人刘开运于 1958 年 9 月被推荐到花垣县人民医院中医科工作，以推拿治疗小儿疾病独负盛名。1960 年刘老经湖南省卫生厅推举，作为湖南省"民间非药物疗法特殊医疗人才"，参加了同年 3～9 月由卫生部在上海举办的"全国推拿按摩医师进修班"，在进修期间，刘老以"小儿腹泻"为病例，向全国各地同仁演示了刘氏小儿推拿独特的治疗手法，倍受同行赞许。上海中医学院更是将该演示手法拍摄成教学片，以此作为小儿推拿教学蓝本。此次进修扩大了刘氏小儿推拿的影响，是刘氏小儿推拿流派发展的重要里程碑。1960 年至 1968 年期间，刘开运调入湖南中医学院函授部任教，承担讲授《中医学》《小儿推拿学》等课程，同时在湖南中医学院第一附属医院推拿科出诊，用推拿治疗小儿疾病，临床效果显著。1971 年，刘老调入吉首大学医学院（原湘西吉首卫生学校）中医教研室任教，讲授《中医学》《小儿推拿学》等课程，编写了《小儿推拿讲义》，使学生能系统掌握刘氏小儿推拿术。刘老在校任教期间，主编了《小儿推拿疗法》《分经诊脉》等著作。培养指导了石维坤、符明进、邵湘宁、黎祖琼、刘景元（刘开运之子）等多名青年教师，继承和发扬刘氏小儿推拿流派。1993年携众弟子拍摄了刘氏小儿推拿教学记录片《推拿奇葩》，公开向海内外发行，使刘氏小儿推拿流派的影响进一步扩大。

刘开运小儿推拿流派的特点是：①"理、法、方"与中医临床内、外、妇、儿等科完全一致。②强调整体观念，注重辨证论治。③尊重推拿传统，尤重推拿手法。④倡导推药并用。刘开运立法主要是根据五行生克制化之理，确定其补母、泻子、抑强、扶弱的治疗原则，以作为指导临床推治时取穴主补、主泻的依据，因而临床具体运用中尤以推五经多用。

5. 北京小儿捏脊流派

创始人冯泉福（1902—1989年），号雨田，北京人。其父冯沛成及祖父皆业医，精通小儿捏积术。冯泉福幼时即受家父医学思想的熏陶，20岁时随父亲开始学习捏积术，1928年独立行医，1959年调入北京中医医院儿科工作，并始终负责儿科的捏脊工作。冯泉福是冯氏捏积术的第四代传人，其医德医术闻名遐迩。无论于医务界或患者中，他的名字早已被"捏积冯"取而代之。其弟子李志明根据其学术思想编著《小儿捏脊》，1963年2月由人民卫生出版社出版。佘继林编著《冯氏捏积疗法》，1985年2月由知识出版社出版。

小儿捏脊流派最显著的特点就是运用捏脊疗法治疗积证。该流派手法有八种，称为"捏脊八法"，对小儿积证有独到见解。将积证分为四型：乳积、食积、痞积、疳积。捏脊疗法旨在通过捏拿患者督脉，达到经络的良性感传，加之刺激督脉旁开一点五寸的膀胱经上有关的腧穴，使受纳之食物得以运行消化。在捏拿的同时，为了加强疗效，又配合服用冯氏家传"消积散"及外敷"冯氏化痞膏。"

其他的小儿推拿流派还有上海的海派小儿推拿流派、辽宁的盛京小儿针推流派、天津的津沽小儿推拿流派、广东的岭南小儿推拿流派、福建的闽台小儿放筋路小儿推拿流派、云南的滇南小儿推拿流派等，也是兴盛于一方、独具特色的小儿推拿流派。

二、小儿推拿教育

1. 院校教育的建立

新中国成立后，党和政府采取了一系列继承和发扬中国传统医学的方针政策，1956 年开始相继建立中医院、中医学校（学院）以及中医研究机构。随着中医药政策的不断重视和落实，推拿在临床、教学、科研，以及推拿著作和科室人才队伍的建设等各个方面都出现了空前繁荣的景象。

1955 年，重庆开设了首届西医学中医班，其中包括了推拿课程。1956 年，上海首先开办了"上海推拿医士班"，又于 1958 年 5 月，相继成立上海中医学院附属推拿医士学校（后改为推拿学校）暨上海市中医推拿门诊部。1956 年，上海中医学院、成都中医学院、广州中医学院、北京中医学院率先成立，中医从此打破了原有的师承模式，有了正规的学院教育。随后于 1958 年，山东中医学院、天津中医学院等相继成立。上海中医学院在全国最早于 1974 年设置针灸推拿伤科专业，1978 年建立针灸推拿系，1982 年在全国最早实行针灸、推拿独立招生，成立针灸系和推拿系，培养专门的推拿（成人推拿与小儿推拿兼备）人才。随着 1980 年各个中医院校相继成立了针灸推拿系（学院），设置了推拿专业，如浙江中医学院于 1986 年设置推拿专科教育，并成立针灸推拿系。山东中医学院于 1989 年开设了推拿专科教育，1994 年有了推拿本科教育。成都中医药大学于 1996 年成立针灸推拿学院，1998 年山东中医药大学、上海中医药大学等相继成立了针灸推拿学院。随着推拿专业的设置，小儿推拿学的教学工作不断进展和提高。上海中医药大学率先于 1993 年具有了推拿硕士学位授权点，1997 年具有了推拿博士学位授权点。随后，长春中医药大学、成都中医药大学、南京中医药大学、北京中医药大学、山东中医药大学等中医院校相继具有了推拿博士学位授权点。全国各地的推拿教学、科研、交流活动广泛开展起来，各种手法流派得到充分挖掘，并推陈出新，小儿推拿也在此时期得到了快速发展。特别值得一提的是，山东省中医院受当时国家卫生部的委托，于 1985 年举办了为期 6 个月的全国小儿推拿学习班，山东齐鲁孙重三小儿推拿流派的学术思想借此得到了广泛传播，至今全国小儿推拿界的许多专家教授都来自并得益于这个学习班。

2. 小儿推拿教材建设

（1）《中医推拿学》，上海中医学院附属推拿医士学校编，科技卫生出版社（1959年1月第一版第一次印刷）。

（2）一版教材《中医学院试用教材·中医推拿学讲义》，上海中医学院编，人民卫生出版社（1961年8月第一版第一次印刷）。

（3）三版教材《中医学院试用教材重订本·中医儿科学讲义》，广州中医学院主编，上海科技出版社（1964年7月第一版第一次印刷）。

（4）四版教材《中医学院试用教材·推拿学》，上海中医学院主编，上海出版社（1975年12月第一版第一次印刷）。

（5）五版教材《高等医药院校教材·推拿学》，俞大方主编，上海科技出版社（1985年10月第一版第一次印刷）。

（6）《全国高等中医药院校卫生部"十二五"规划教材·小儿推拿学》，廖品东主编，人民卫生出版社（2012年7月第一版第一次印刷）。

（7）《全国中医药行业高等教育"十二五"规划教材·小儿推拿学》，刘明军、王金贵主编，中国中医药出版社（2012年7月第一版第一次印刷）。

（8）《全国中医药行业高等教育"十三五"规划教材·小儿推拿学》，刘明军、王金贵主编，中国中医药出版社（2016年9月第一版第一次印刷）。

（9）《全国高等中医药院校卫生部"十二五"规划教材·小儿推拿学》，廖品东主编，人民卫生出版社（2016年7月第一版第一次印刷）。

（10）《全国中医药高职高专卫生部规划教材·小儿推拿学》，佘建华主编，人民卫生出版社（2005年6月第一版第一次印刷）。

（11）《全国普通高等教育中医药类精编教材·小儿推拿学》，吕明主编，上海科学技术出版社（2013年6月第一版第一次印刷）。

三、小儿推拿科研

在科研方面，开始广泛应用生理、物理、化学等现代技术手段开展对小儿推拿临床、原理、手法、穴位等方面的深入探究。如北京、安徽等地系统地观察了捏脊疗法对患儿胃泌素、肺功能、血压以及免疫功能的影响，从而证实了小儿推拿对小儿消化、呼吸、循环、免疫等系统具有改善功能。青岛医学院利用胃描记和试管对比法观察了"推脾土"和"运内八卦"前后胃的运动和胃液对蛋白质消化的分解情况，证明小儿推拿可以促进胃的运动和消化功能。

四、小儿推拿临床

在临床方面，从 1950 年起，不但应用推拿治疗小儿蛔虫性肠梗阻、小儿腹泻（婴幼儿轮状病毒性腹泻）、小儿厌食等疾病，而且进行规范的临床疗效观察和研究，并对其疗效和作用机制运用现代医学手段加以证实。山东、上海等中医院在全国较早开展推拿门诊，如上海市中医推拿门诊部、山东省中医院推拿科等。随着改革开放以来中医事业的不断发展，推拿治疗小儿感冒、发热、咳嗽、腹泻、厌食、肌性斜颈等在各地中医院推拿科、小儿科等广泛开展。以上这些均有力地推动了小儿推拿学术的快速发展。全国小儿推拿开展比较好的有山东省中医院、青岛市中医院、青岛医学院附属医院、上海岳阳中西医结合医院、吉林省中医院等。

五、推拿著作

从 1960 年代初中期起，开始重视整理和发掘推拿文献，很多小儿推拿古籍得到了重印和再版，不仅有新的小儿推拿专著出版，并有小儿推拿学的教材问世。较早期的小儿推拿著作有：江静波编著的《小儿推拿疗法新编》，山东省中医进修学校编的《儿科推拿疗法简编》，张汉臣的《小儿推拿学概要》，李德修的《小儿推拿讲义》等。1980—1990 年又相继出版了一些具有较高学术价值的小儿推拿著作，如金义成《小儿推拿》，张素芳《中国小儿推拿学》等。以下对这一时期的主要小儿推拿著作简要介绍。

1.《秘传推拿小儿病原赋》

李畴人撰，祝仲舫编，约成书于 1949 年。二卷，卷上首叙望闻问切在儿科之应用、面部图诀、面部气色、察三关虎口脉纹，其次为儿科常见疾病推拿法，列举 52 条小儿惊风的不同症状及其他杂病的推拿取穴及手法。卷下为常用推拿法、小儿常见 70 种病症的推拿法、24 种惊证治法、35 种杂病症推拿法及多幅插图。内容多辑自前代著作，现存抄本，藏于苏州中医院图书馆。

2.《小儿按摩新法》

范仰五著，陕西人民出版社 1956 年出版。全书共五部分，内容包括按摩术定义、发展概况、治病原理、80 个常用按摩点、按摩术语阐释、手法及其重要参考歌、认证、诊法、古人认证参考歌诀等。

3.《小儿推拿疗法新编》

江静波编著，江苏人民出版社 1957 年出版。本书系江氏参阅历代有关推拿书籍，并结合其临床经验编成。追溯了小儿推拿历史沿革，介绍小儿推拿手法及其治疗适应证，并且参考针灸穴位，提出了若干小儿推拿施术的新刺激区。

4.《简易小儿推拿疗法》

江静波编著，江苏人民出版社 1959 年出版。全书共八部分，首先概述小儿推拿疗法的定义、沿革和注意事项，然后重点介绍了开天门、推坎宫、推太阳、运耳背高骨、分阴阳、运八卦、推小横纹、推三关、退六腑、摇斗肘法等 10 种主要手法，及其在治疗小儿发热、消化不良、大便秘结、泄泻稀水、惊风等病症上的运用。

5.《儿科推拿疗法简编》

山东省中医进修学校编，山东人民出版社 1959 年出版。全书共四部分，分述推拿疗法发展简史、适应证、禁忌证、操作前准备及注意事项、四诊要义、常用基本手法及常用穴位、15 种病症治疗方法等。书末附古人认证参考歌诀、手法参考歌诀。

6.《通俗推拿手册》

山东中医学院编，山东人民出版社 1960 年出版。内容包括推拿概论、推拿常用的穴位和手法以及推拿治疗小儿常见疾病的方法，并介绍 36 个常用穴位的部位、推拿手法，且有插图。

7.《简易小儿推拿疗法》

湖南省中医药研究所编，湖南科学技术出版社1960年出版，为"中医临证参考小丛书"之一。全书共九篇，简要阐述了小儿推拿的起源、发展、治疗原理、适用范围、特点，以及推拿的穴位、手法、作用等。

8.《中医推拿学讲义》

上海中医学院编，人民卫生出版社1961年出版，系中医学院试用教材。全书分推拿总论、各论、小儿推拿和附篇四部分。总论共三章，阐述阴阳五行、脏腑经络、营卫气血等基础理论在推拿治疗上的指导作用，以及易筋经、少林内功、摇膀子等练功方法和21种推拿手法。各论介绍了内、伤、妇、外等各科30种病症的病因、症状和施治等。小儿推拿共六章，介绍小儿推拿的特点、适应范围、诊断、手法总述、常用穴位与操作手法、治则及12种小儿常见病症的诊治。附篇为推拿治疗法则，温、通、补、泻、汗、和、散、清八法的初步探讨及小儿推拿歌诀二则、五指经络内外秘旨、推拿常用穴位图等。

9.《小儿推拿学概要》

张汉臣编著，人民卫生出版社1962年出版。全书共四章，分述望、闻、问、切在小儿疾病中的诊断作用，推、拿、揉、运等九种基本手法，47个穴位的部位、功用、主治、手法与操作时间，以及42种小儿常见病症的病因、症状及推拿疗法。

10.《小儿捏脊》

李志明编，河南人民出版社1963年出版。介绍了小儿捏脊的定义及治病原理、操作方法、治疗的体位、注意事项，以及6种小儿疾病的治疗方法。书末附有5种成人内科疾病以及4种妇科疾病的捏脊治疗方法。

11.《小儿推拿学概要》（盲文版）

张汉臣编著，盲人月刊出版社1964年出版。专门用于盲人学习小儿推拿。

12.《按摩疗法》

乳山县海洋所公社卫生院编，山东人民出版社 1972 年出版。全书共六篇，分别叙述了按摩疗法的一般知识、按摩手法、按摩疗法注意事项、全身按摩常规、常见病按摩治疗及常见儿科疾病按摩疗法。

13.《实用小儿推拿》

张汉臣著，人民卫生出版社 1974 年出版。为 1962 年第一版《小儿推拿学概要》之修订本。全书共四章，内容包括推拿疗法的理论基础和辨证论治基本原则，小儿病症四诊及八纲、脏腑、病因辨证，小儿推拿 10 种基本手法，常用穴位 57 个，以及初生儿疾病、传染病、各系统疾病共 70 种病症的治疗。每病按病因、症状、治疗、方义等项介绍。

14.《小儿推拿疗法》

湘西土家族苗族自治州卫生学校编，湖南人民出版社 1975 年出版。全书共两章，首章介绍推拿疗法的范围与特点，小儿疾病的四诊与辨证，手法、推拿常用穴位的主治，手法操作以及治则等。第二章分述外感表证、肺胃实热、呕吐、泄泻等 10 种小儿常见疾病的治疗原则以及推治方法。书末附推拿疗法歌诀。

15.《小儿推拿疗法》

张席珍编，山东人民出版社 1978 年出版，系"赤脚医生医疗卫生丛书"之一。分别阐述推拿疗法的基本知识、小儿生理和病理特点、儿科四诊、八纲辨证、推拿手法、常用穴位等内容，着重介绍了 40 多种常见病的推拿治疗方法。

16.《小儿推拿》

金义成著，上海科学技术文献出版社 1981 年出版。全书共五部分，阐述小儿推拿手法 25 种，157 个穴位的位置、操作、主治，30 种复式操作法，22 种小儿常见疾病的推拿治疗方法，并选录有关小儿推拿的歌赋 53 则。本书综合整理了历代小儿推拿文献及各家的观点。

17.《简明小儿推拿》

张士达编著，山西人民出版社 1983 年出版。全书共五章，介绍了小儿推拿疗法的起源与发展、小儿推拿疗法的原理及其法则、小儿推拿基础知识、小儿疾病的诊断以及 30 种小儿常见病的治疗方法。

18.《冯氏捏积疗法》

佘继林编，知识出版社 1985 年出版。介绍了冯氏捏积疗法治疗小儿疳积病的原理和施术手法，并对冯氏口服消积散和外敷化痞膏的组成成分、功能主治、制作过程、服法用法作了简要说明。

19.《推拿学》

俞大方主编，上海科学技术出版社 1985 年出版，系高等医药院校教材（供针灸专业用）。本书分上篇、中篇、下篇和附篇四部分。上篇总论，阐述推拿的基本概念、作用原理、治疗原则与治法及推拿临床常用的诊断方法。中篇成人推拿，包括推拿手法、经络腧穴、常见病症治疗等。下篇小儿推拿，介绍小儿的常用推拿手法、穴位及其常见病症的推拿诊疗方法。附篇包括自我推拿、推拿麻醉、指拨推拿、体位、递质与热敷、练功等。

20.《中医推拿学》

上海中医学院编著，人民卫生出版社 1985 年出版。全书分四篇，上篇概论，介绍推拿简史、推拿作用与原理，推拿治疗原则及治法、经络与腧穴以及 81 种推拿手法等。中、下篇为成人推拿和小儿推拿，介绍 113 种病症及其推拿治疗方法。书末附篇为推拿功法，介绍易筋经、少林内功及自我推拿、推拿麻醉等。

21.《小儿推拿图解》

栾长业、单永进编绘，人民卫生出版社 1986 年出版。全书共六部分，内容包括 14 种小儿推拿常用手法、89 个穴位和主治功效、小儿推拿基本知识、33 种小儿常见病症推拿处方，及其歌诀选录。对常用手法操作、穴位部位与其主治功效的叙述较详，且附有图示。

22.《齐鲁推拿医术》

孙承南主编，山东科学技术出版社 1987 年出版。全书共三篇，内容包括推拿基础理论、推拿练功方法及推拿常用介质与器具，120 余种成人推拿手法、适应部位、手法要领、操作步骤、主治作用，以及内、外、妇、伤、五官等

科 120 余种疾病的推拿经验与中老年自我保健推拿。小儿推拿部分包括小儿
生理病理特点与诊断概要，90 余种小儿推拿手法、常用部位和穴位，以及 60
余种常见病治疗经验等。

23.《中华推拿医学志：手法源流》

科学技术文献出版社重庆分社 1987 年出版。全书分十四章，扼要介绍
一指禅推拿、腹诊推拿、脏腑推按、捏筋拍打、指压、指针推拿、点穴推
拿、四应六法推拿、内功运气推拿、儿科推拿、伤科正骨推拿及自我推拿
健身、揉腹健身等我国古今分属于 31 个流派的 300 种推拿手法的渊源和
特点。

24.《小儿保健推拿图解》

周慧林编，上海科学技术出版社 1988 年出版。全书分三部分，分别介绍
小儿推拿特点、适应证、禁忌证及注意事项，婴幼儿健身功 16 种、学龄前儿
童健身功 12 种和学龄儿童健身功 14 种，以及 26 种小儿常见疾病的防治等。
本书以图解形式进行介绍。

25.《儿科按摩学》

吴振廷编写，华夏出版社 1989 年出版，系全国盲人按摩专业统编教材。
全书分四章，分别介绍小儿推拿发展史、小儿生理病理、四诊要点，推、拿、
按、摩、擦、运、掐、捏等八种常用手法及常用穴位 51 个，每穴分位置、操作、
次数、主治、临床应用等项叙述，各系统常见病症 22 种的按摩治疗等。

26.《小儿推拿保健术》

金义成编著，上海三联书店 1989 年出版。介绍小儿常见 32 种病症的推
拿及预防保健术。每病按病因症状、推拿手法、预防保健等项叙述。书后附
小儿年龄分期、正常生理常数、辅助食品添加表、小儿日平均睡眠时间表等。

27.《中国小儿推拿学》

张素芳主编，上海中医药大学出版社 1992 年出版。该书从小儿推拿教
学的性质、任务和特点出发，把全书分为八章，按"基础理论""推拿治
疗""保健推拿"三部分进行编写。第一章为小儿推拿简史；第二章为小儿
生理病理及生长发育的特点，并将其分三节详细阐述说明；第三章为诊断

概要，将望、闻、问、切四诊分四节论述；第四章为辨证概要，分八纲辨证与脏腑辨证两节论述；第五章为手法，其中分常用手法、复式操作法与手法特点三节，并在各节中对相关手法进行了进一步阐述；第六章为穴位，其中分头面颈项部 15 个穴位、胸腹部 14 个穴位、腰背部 10 个穴位、上肢部 40 个穴位、下肢部 15 个穴位，共计 94 个穴位分五节进行阐述；第七章为治疗，涉及小儿内、外、五官、神经等科的 31 种病症；第八章为小儿保健推拿。最后为便于查阅文献资料，书后还附有古籍中有关小儿推拿的部分论述。

28.《中华推拿大成》

王云凯主编，河北科学技术出版社 1995 年出版。全书分十卷，卷一为推拿史略，其中第六章第一节着重介绍了明清时期小儿推拿的发展；卷二为基础理论；卷三为诊断概要；卷四为经络与腧穴；卷五为推拿手法，其中第七章着重介绍小儿推拿法，基本手法 10 种，复合操作手法 22 种；卷六为推拿练功；卷七为治疗总论；卷八为药摩方选；卷九为各科疾病的治疗，其中第二章第三节介绍儿科疾病 30 种；卷十为推拿保健，其中第一章第三节涉及到了小儿保健推拿。

29.《中国推拿治疗学》

宋一同、李业甫、宋永忠、夏建龙主编，由人民卫生出版社 2002 年出版。本书共十篇五十余章，第一篇推拿概论，重点阐述了推拿的基本知识、治疗作用和常用解剖；第二篇推拿手法，在介绍手法应用原则、辨证施治的基础上汇集了古今手法和现代流派手法 208 种，堪称手法大全；第三篇推拿临床，详细介绍了各种手法在临床各科治病中的具体应用，其中第八章介绍了儿科推拿疾病 48 种；第四篇为颇具现代特色的自我推拿和保健推拿；第五篇特定部位推拿法；第六篇推拿练功；第七篇国外整脊技术；第八篇为教学大纲；第九篇为国际中医学术交流的主要途径与手续；第十篇为中国按摩师职业技能鉴定规范。

30.《中国推拿百科全书》

骆仲遥主编，人民卫生出版社 2009 年出版。内容包括中国推拿医学的发展史与理论综述，200 多种推拿手法和 500 多种推拿治法，全国几十个主要推拿流派等条目，以及内科、骨伤科、妇科、儿科、五官科、皮肤科、美容美体、养生保健等数百种病症的推拿防治方法等，并采取中西医结合的观点进行简明扼要的阐述。对各家各派的各类手法和治法统一名称后进行系统排列，配有插图 500 幅，涉及小儿推拿穴位 158 个，小儿推拿基本手法 13 个，小儿推拿治法 34 个，小儿推拿歌赋 16 首，及小儿常见病症 21 种。

　　进入 21 世纪，中医推拿学术交流也越来越活跃，小儿推拿更是全面发展，百花齐放，能独树一帜的立于医界之林，这对促进中医儿科推拿学发展起到了积极的促进作用。

第二章 明代以前小儿推拿医籍选读

第一节 隋唐以前小儿推拿医籍

《五十二病方》中的按摩法

婴儿瘛[1]

婴儿瘛者，目繲[2]眽[3]然，胁痛，息瘿瘿然[4]，矢不化而青[5]。取屋荣蔡[6]，薪燔之而□匕焉[7]……因以匕周捪[8]婴儿瘛所，而洒之杯水中，候之，有血如蝇羽者，而弃之于垣。更取水，复唾匕浆以捪，如前。毋徵[9]，数复之，尽徵而止。

【注释】

[1]婴儿瘛：小儿瘛疭病。瘛疭（chì zòng），亦作瘛疭。指手足伸缩交替，抽动不已的病症。《伤寒明理论》卷三："瘛者，筋脉急也；疭者，筋脉缓也。急者则引而缩，缓者则纵而伸。或缩或伸，动而不止者，名曰瘛疭。"

[2]目繲（xì）：指目系，即眼球后方与脑相连的组织。

[3]眽：通"斜"。

[4]息瘿瘿然：息，呼吸。瘿，通"嘤"。息瘿瘿然，指呼吸声音如同鸟鸣。

[5]矢不化而青：指大便中有不消化的食物，且呈现青色。矢，通"屎"。不化，完谷不化。

[6]屋荣蔡：即屋脊上的杂草。屋荣，屋脊两头翘起的地方。蔡，野草。

[7]薪燔之而□匕焉：指在柴火堆上将屋脊上的野草燔烧，将汤匙放在火上烧。薪，柴火。匕，汤匙。

[8]捪：抚，摹。

[9]毋徵：即不灵验。徵，验证。

【按语】

用器具辅助按摩是推拿按摩中的一种方法。本段文献所记载的方法，可视为后世刮痧疗法的前身，通过疏泄腠理、通经活络而达到治病防病的目的。后世多将其用于保健领域。治疗时，除可治疗小儿惊风外，尚可用于治疗风寒或风热感冒、痰湿咳嗽等症。这也应该算是最早记载的小儿推拿的范畴。

《肘后备急方》中的按摩法

治卒腹痛方

使病人伏卧，一人跨上，两手抄举其腹，令病人自纵重轻举抄之，令去床三尺许，便放之，如此二七度止。拈取其脊骨皮，深取痛引之，从龟尾至顶乃止。未愈更为之。

【按语】

这里的拈脊骨皮法，后世被冠以"捏脊法"之名而在小儿推拿领域得到了广泛运用。抄腹法，今人有用此法治疗肠扭转、肠梗阻，称颠簸疗法。

第二节　隋唐时期小儿推拿医籍

《诸病源候论》中的膏摩法

治发热方

疾微，慎不欲妄针灸，亦不用辄吐下。所以然者，针灸伤经络，吐下动腑脏故也。但当以除热汤浴之，除热散粉之，除热赤膏摩之，又以脐中膏涂之。令儿在凉处，勿禁水洗，常以新水洗。

治惊痫方

惊痫，当按图灸之、摩膏，不可大下。

治少儿下腹胀满方

米粉、盐等分，炒变色，腹上摩之。

治小儿不能乳哺方

凡小儿不能乳哺，当以紫丸下之。小儿始生，生气尚盛，但有微恶，则须下之，必无所损。及其愈病，则致深益，若不时下，则成大疾，疾成则难治矣。凡下，四味紫丸最善，虽下不损人，足以去疾。若四味紫丸不得下者，当以赤丸下之。赤丸不下，当倍之。若已下而有余热不尽，当按方作龙胆汤稍稍服之，并摩赤膏。

《备急千金要方》中的按摩法

治小儿新生喜为风邪所中五物甘草生摩膏方

治小儿新生，肌肤幼弱，喜为风邪所中，身体壮热，或中大风，手足惊掣。五物甘草生摩膏方：甘草（炙）、防风各一两，白术二十铢，雷丸二两半，桔梗二十铢。上五味，咬咀，以不中水猪肪一斤煎为膏，以煎药，微火上煎之，消息，视稠浊，膏成，去滓，取如弹丸大一枚，炙手以摩儿百过，寒者更热，热者更寒。小儿虽无病，早起常以膏摩囟上及手足心，甚辟寒风。

治小儿鼻塞不通浊涕出方

杏仁半两，蜀椒、附子、细辛各六铢。右四味，咬咀，以醋五合渍药一宿，明旦以猪脂五合煎，令附子色黄，膏成去滓，待冷以涂絮，导鼻孔中，日再，兼摩顶上。

治小儿夜啼至明即安寐方

川芎、白术、防己各半两，上三味，冶下筛，以乳和与儿服之，量多少，又以儿母手掩脐中，亦以摩儿头及脊，验。

【按语】

此法为摩头百会及脊背督脉与按神阙穴治疗小儿夜啼。"胃不和，则卧不安"，神阙具有温中和胃的作用，百会具有镇惊安神的作用，摩督脉有引阳入阴的作用，故手法刺激百会、脊背督脉与神阙穴，配合芎䓖散内服治疗小儿夜啼，当有良效。《外台秘要》有相同的记载，《太平圣惠方·卷八十二·治小儿夜啼诸方》载有芎䓖散方内服治小儿夜啼，但无按摩内容。

《千金翼方》中的按摩法

治小儿中客膏摩方

小儿中客之为病，吐下青黄汁，腹中痛及反倒偃侧，似痫状，但目不上插，少睡，面色变五色，脉弦急。若失时不治，小久则难治。治之法：以水和豉，捣令熟，丸如鸡子大，以丸摩儿囟上、手足心各五遍，又摩心腹脐，上下行转摩之。

治少小中客忤项强欲死方

取衣中白鱼十枚，为末，以敷母乳头上，令儿饮之，入咽立愈。一方，二枚，着儿母手，掩儿脐中，儿吐下，愈。亦以摩儿项及脊强处。

治少小心腹热除热丹参赤膏方

治少小心腹热，除热丹参赤膏方：丹参、雷丸、芒硝、戎盐、大黄各三两。右五味，切，以苦酒半升浸四种一宿，以成炼猪肪一斤，煎三上三下，去滓，纳芒硝，膏成，以摩心下，冬夏可用。一方，但丹参、雷丸。

治小儿鼻塞不通有涕出方

杏仁半两（去皮、尖），椒一分，附子一分半（炮、去皮），细辛一分半。右四味，切，以酢五合渍一宿，明旦以猪脂五两煎之，附子色黄，膏成，去滓，以涂絮导于鼻中，日再。又摩囟上。

治儿生不作声方

儿生不作声者，此由难产少气故也，可取儿脐带向身却捋之，令气入腹，仍呵之至百度，啼声自发。亦可以葱白徐徐鞭之，即啼。

治重舌方

取三屠家肉各如指许大，切，摩舌，儿立能乳，便啼。

治耳聋齿痛赤膏方

桂心、大黄、白术、细辛、川芎各一两，干姜二两，丹参五两，蜀椒一升，巴豆十枚，大附子二枚。上十味，㕮咀，以苦酒二升浸一宿，纳成煎猪肪三斤，火上煎，三上三下，药成，去滓，可服可摩。耳聋者，绵裹纳耳中，齿冷痛，则着齿间，诸痛皆摩。若腹中有病，以酒和服如枣许大。咽喉痛，取枣核大吞之。

【按语】

推拿用于治疗儿科疾病，约开始于春秋战国时期，文字记载始见于《五十二病方》。孙思邈是第一位极为重视妇幼保健的医家，将儿科提到了诸科之首的位置。《备急千金要方》与《千金翼方》中涉及的小儿推拿手法有摩法、捋法、捋法等，孙思邈尤其擅长将膏摩法用于小儿的调护和疾病的预防与治疗。推拿治疗儿科疾病，经孙思邈的倡导，也得到了广泛的临床应用。这些推拿成就，为明清时期小儿推拿体系的形成奠定了基础，其中许多方法直到现在还在民间流行。

《外台秘要》中的按摩法

治鼻塞常清涕膏摩方

《肘后》疗老小鼻塞常有清涕出方：杏仁二分，附子二分，细辛一分。右三味，切，以苦酒拌，用猪脂五两煎，成膏，去滓，以点鼻中即通，又以摩囟上佳。

《必效》疗鼻塞多清涕方：细辛、蜀椒、干姜、芎䓖、吴茱萸、皂荚（去皮）、生附子各三两，猪膏一升三合。右八味，切，㕮咀，以苦酒浸一宿，以猪脂煎，候附子色黄，去滓，膏成，凝以绵裹少许导鼻中，并摩顶。

第三节 宋金元时期小儿推拿医籍

《太平圣惠方》中的按摩法

预防及治小儿忽中风方

灸手以摩儿囟上百遍，及所患处，每日早晨用之，及摩手足心，以避寒风，极效。

治小儿诸痫大黄膏方

川大黄三分，雄黄一分，丹参一分，黄芩一分，生商陆一两，雷丸半两，猪脂一斤，附子半两（去皮、脐，生用）。上件药，捣碎，以猪脂先入锅中，以文火熬令熔，以绵滤过，然后下药，煎令七上七下，去滓，细研雄黄下膏中，搅令至凝，于瓷器中盛。每用少许，热炙手，摩儿囟及掌中、背、胁，皆使遍讫，以蛤粉粉之。

治小儿头热鼻塞不通方

羊髓三两，薰草一两（锉）。上件药，于铫子中，慢火上熬成膏，去滓，入瓷器内贮之。日三四上，以膏摩背。

治小儿龟胸方

取龟尿，随多少，摩胸骨上，即瘥。

治小儿发不生方

葛根末、猪脂、羊脂，以上各二两。上件药，入铫子内，以慢火熬成膏，收于瓷合中。每取一钱，涂摩头上，日再用，不过五。

治小儿疥癣不止方

硫黄二两，白矾灰四两。上件药，细研为散，以乌麻油调，如稀面糊。炙疥热，薄涂摩之。

治疗小儿脱肛方

治小儿大肠虚冷久脱肛龟头散方：龟头一枚（枯头者，涂酥炙，令黄焦），卷柏一两，龙骨一两。上件药，捣细，罗为散，以散一钱敷上，按按纳之。

治小儿胎寒方

衣中白鱼二十枚，上以薄熟绢包裹，于儿腹上回转摩之，以瘥为度。

治小儿脑长头大囟开不合臂胫小不能胜头三岁不合熨药方

半夏一两（汤洗七遍、去滑），芎䓖一两，细辛二两，桂心一两，川乌头五枚（炮裂，去皮、脐）。上件药，细锉，以酒四升渍一宿，绵裹入器中煮，令微热，温熨儿囟门上，朝暮熨二三十遍，极效。

《圣济总录》中的按摩法

治小儿鼻塞不通方

治小儿鼻塞不通羊髓膏方：羊髓、熏陆香各三两。上二味，于铫子中，慢火熬成膏，去滓，入瓷器中盛贮。以膏摩背，候鼻通为效。

【按语】

背部有肺俞、大杼、风门等穴，故膏摩背部能治鼻塞不通。此法有别于《千金方》在鼻子局部膏摩治疗鼻塞流涕之法。

治鼻塞多涕方

治小儿鼻塞多涕杏仁膏方：杏仁（汤浸，去皮、尖、双仁，炒）半两，蜀椒（去目并闭口者，炒出汗）、附子（炮裂，去皮、脐）、细辛（去苗、叶）各一分。上四味，除椒外，锉如麻豆大，以醋五合渍药一宿，明旦以猪脂半斤与药相和，入铫子内，慢火同熬，候附子黄成膏，去滓取出，贮瓷器内放冷。取涂鼻中，兼摩顶上，日三五度。

治小儿夜啼至明不得寐芎劳散方

芎劳、防己、白术。上三味等分，捣罗为散，一月及百日儿每服一字匕，以乳汁调服，半岁至一岁儿每服半钱匕，米饮调亦得，日五服，不计时，量儿大小加减服之。又以半钱乳汁调涂手心并脐中，亦以摩儿顶上及脊，至验。

【按语】

此芎劳散方的口服与按摩方法较之《备急千金要方》《外台秘要》等的记录更加详细。

《世医得效方》中的按摩法

治项软方

生筋散：木鳖子（六个，去壳），蓖麻子（六十个，去壳）。上研细，先抱起颅，摩颈上令热，津唾调贴之，效。

《小儿药证直诀》中的按摩法

治肺热方

甘桔汤治小儿肺热，手掐眉目鼻面。桔梗二两，甘草二两。上为粗末，每服二钱，水一盏，煎至七分，去滓，食后温服。加荆芥、防风，名如圣汤。热甚加羌活、黄芩、升麻。

《儒门事亲》中的按摩法

针刺与按摩石门穴相结合治疗小儿腹中痞块方

王亭村一童子，入门，状如鞠恭而行。先刺其左，如刺重纸，剥然有声而断。令按摩之，立软。

治乳痈癖揉脾法

夫小儿身瘦肌热，面黄腹大，或吐泻，腹有青筋，两胁结硬如碗之状，名乳痈癖，俗呼曰奶脾是也。乳痈得之绵帛太浓，乳食伤多。以上诸症，皆乳母怀抱，奉养过度之罪。癖之疾，可以丁香化痞散，取过数服，牛黄通膈丸、甘露散、益黄散等药磨之。如不愈者，有揉脾一法，咒曰：日精月华，助吾手法，斩减消，驱毒敕摄。上用法之人，每念一遍，望日取气一口，吹在手心，自揉之。如小儿病在左臂上，用法之人亦左手揉之，在右臂以右手揉之。亦吹在乳脾上，令母揉之。

第三章 明代小儿推拿医籍选读

第一节 《小儿按摩经》

《小儿按摩经》对急慢惊风的认识

夫小儿之疾，并无七情所干，不在肝经，则在脾经；不在脾经，则在肝经。其疾多在肝、脾二脏，此要诀也。急惊风属肝木风邪有余之症，治宜清凉苦寒、泻气化痰。其候：或闻木声而惊；或遇禽兽驴马之吼，以致面青口噤；或声嘶啼哭而厥，发过则容色如常，良久复作，其身热面赤，因引口鼻中气热，大便赤黄色，惺惺不睡。盖热甚则生痰，痰盛则生风，偶因惊而发耳。内服镇惊清痰之剂，外用掐揉按穴之法，无有不愈之理。至于慢惊，属脾土中气不足之症，治宜中和，用甘温补中之剂。其候：多因饮食不节，损伤脾胃，以泄泻日久，中气太虚，而致发搐，发则无休止，其身冷面黄，不渴，口鼻中气寒，大小便青白，昏睡露睛，目上视，手足瘛疭，筋脉拘挛。盖脾虚则生风，风盛则筋急，俗名天吊风者，即此候也。宜补中为主，仍以掐揉按穴之法，细心运用，可保十全矣。又有吐泻未成慢惊者，急用健脾养胃之剂，外以手法按掐对症经穴，脉络调和，庶不致变慢惊风也。如有他症，穴法详开于后，临期选择焉。

《小儿按摩经》阳掌图各穴手法仙诀

掐心经，二掐劳宫，推上三关，发热出汗用之。如汗不来，再将二扇门揉之、掐之，手心微汗出，乃止。

掐脾土，曲指左转为补，直推之为泻。饮食不进，人瘦弱，肚起青筋，面黄，四肢无力用之。

掐大肠侧，倒推入虎口，止水泻痢疾，肚膨胀用之。红痢补肾水，白多推三关。

掐肺经，二掐离宫起，至乾宫止。当中轻，两头重，咳嗽化痰，昏迷呕吐用之。

掐肾经，二掐小横纹，退六腑，治大便不通，小便赤色涩滞，肚作膨胀，气急，人事昏迷，粪黄者，退凉用之。

推四横纹，和上下之气血，人事瘦弱，奶乳不思，手足常掣，头偏左右，肠胃湿热，眼目翻白者用之。

掐总筋，过天河水，能清心经。口内生疮，遍身潮热，夜间啼哭，四肢常掣，去三焦六腑五心潮热病。

运水入土，因水盛土枯，五谷不化用之。运土入水，脾土太旺，水火不能即济用之。如儿眼红能食，则是火燥土也，宜运水入土，土润而火自克矣。若口干，眼翻白，小便赤涩，则是土盛水枯，运土入水，以使之平也。

掐小天心，天吊惊风，眼翻白偏左右，及肾水不通用之。

分阴阳，止泄泻痢疾，遍身寒热往来，肚膨呕逆用之。

运八卦，除胸肚膨闷，呕逆气吼噎，饮食不进用之。

运五经，动五脏之气，肚胀，上下气血不和，四肢掣，寒热往来，去风除腹响。

揉板门，除气促气攻，气吼气痛，呕胀用之。

揉劳宫，动心中之火热，发汗用之，不可轻动。

推横门向板门，止呕吐。板门推向横门，止泻。如喉中响，大指掐之。

总位者，诸经之祖，诸症掐效。嗽甚，掐中指一节。痰多，掐手背一节。

手指甲筋之余，掐内止吐，掐外止泻。

《小儿按摩经》阴掌图各穴手法仙诀

掐两扇门，发脏腑之汗，两手掐揉，平中指为界，壮热汗多者，揉之即止。又治急惊，口眼歪斜，左向右重，右向左重。

掐二人上马，能补肾，清神顺气，苏惺沉疴，性温和。

掐外劳宫，和脏腑之热气，遍身潮热，肚起青筋，揉之效。

掐一窝风，治肚疼，唇白眼白一哭一死者，除风去热。

掐五指节，伤风被水吓，四肢常掣，面带青色用之。

掐精宁穴，气吼痰喘，干呕痞积用之。

掐威灵穴，治急惊暴死。掐此处有声可治，无声难治。

掐阳池，止头痛，清补肾水，大小便闭塞，或赤黄，眼翻白，又能发汗。

推外关、间使穴，能止转筋吐泻。外八卦，通一身之气血，开脏腑之秘结。穴络平和而荡荡也。

《小儿按摩经》辨三关

凡小儿三关青，四足惊；三关赤，水惊；三关黑，人惊。有此通度三关候脉，是急惊之症，必死。余症可知。

风关青如鱼刺，易治，是初惊；色黑难治。气关青如鱼刺，主疳劳，身热易治，用八宝丹，每服加柴胡、黄芩；色黑难治。命如鱼刺，主虚，风邪附脾，用紫金锭，每服加白术、茯苓；色黑难治。

风关青黑色如悬针，乃水惊，易治。气关如悬针，主疳，兼肺脏积热，用保命丹，每服加灯心、竹叶。命关有此是死症。

风关如水字，主膈上有痰，并虚积停滞，宜下。气关如水字，主惊风入肺，咳嗽面赤，用体前丹。命关如水字，主惊风疳症，极力惊，用芦荟丸。通过三关，黑色不治。

风关如乙字，主肝惊风。气关如乙字，主急惊风。命关如乙字，主慢惊脾风。青黑难治。

风关如曲虫，主疳病积聚。

《小儿按摩经》手诀

三关：凡做此法，先掐心经，点劳宫。男推上三关，退寒加暖，属热。女反此，退下为热也。

六腑：凡做此法，先掐心经，点劳宫。男退下六腑，退热加凉，属凉。女反此，推上为凉也。

黄蜂出洞：大热。做法：先掐心经，次掐劳宫，先开三关，后以左右二大指从阴阳处起，一撮一上，至关中离坎上掐穴。发汗用之。

水底捞月：大寒。做法：先清天河水，后五指皆跪，中指向前跪，四指随后，右运劳宫，以凉气呵之，退热可用。若先取天河水至劳宫，左运呵暖气，主发汗，亦属热。

凤单展翅：温热。用右手大指掐总筋，四指翻在大指下，大指又起又翻，如此做至关中，五指取穴掐之。

打马过河：温凉。右运劳宫毕，屈指向上，弹内关、阳池、间使、天河边。生凉退热用之。

飞经走气：先运五经，后五指开张一滚，做关中用手打拍，乃运气行气也。治气可用。又以一手推心经，至横纹住，以一手揉气关，通窍也。

按弦搓摩：先运八卦，后用指搓病人手，关上一搓，关中一搓，关下一搓，拿病人手，轻轻慢慢而摇。化痰可用。

天门入虎口：用右手大指掐儿虎口，中指掐住天门，食指掐住总位，以左手五指聚住揉斗时，轻轻慢慢而摇。生气顺气也。又法：自乾宫经坎艮入虎口按之。消脾。

猿猴摘果：以两手摄儿螺蛳上皮，摘之。消食可用。

赤凤摇头：以两手捉儿头而摇之，其处在耳前少上。治惊也。

二龙戏珠：以两手摄儿两耳轮戏之。治惊。眼向左吊则右重，右吊则左重。如初受惊，眼不吊，两边轻重如一。如眼上则下重，下则上重。

丹凤摇尾：以一手掐劳宫，以一手掐心经，摇之。治惊。

黄蜂入洞：屈儿小指，揉儿劳宫。去风寒也。

凤凰鼓翅：掐精宁、威灵二穴，前后摇摆之。治黄肿也。

孤雁游飞：以大指自脾土外边推去，经三关、六腑、天门、劳宫边，还止脾土。亦治黄肿也。

运水入土：以一手从肾经推去，经兑、乾、坎、艮至脾土按之。脾土太旺，水火不能既济用之，盖治脾土虚弱。

运土入水：照前法反回是也。肾水频数无度用之。又治小便赤涩。

老汉扳缯：以一指掐大指根骨，一手掐脾土。用之治痞块也。

斗肘走气：以一手托儿斗肘运转，男左女右，一手捉儿手摇动。治痞。

运劳宫：屈中指运儿劳宫也。右运凉，左运汗。

运八卦：以大指运之，男左女右。开胸化痰。

运五经：以大指往来搓五经纹。能动脏腑之气。

推四横：以大指往来推四横纹，能和上下之气。气喘腹痛可用。

分阴阳：屈儿拳于手背上，四指节从中往两下分之。分利气血。

和阴阳：从两下合之，理气血用之。

天河水：推者自下而上也。按住间使，退天河水也。

掐后溪：推上为清，推下为补。小便赤涩宜清，肾经虚弱宜补。

掐龟尾：掐龟尾并揉脐，治儿水泻、乌痧、膨胀、脐风、月家盘肠等惊。

揉脐法：掐斗肘毕，又以左大指按儿脐下丹田不动，以右大指周围搓摩之，一往一来。一掐斗肘下筋，曲池上总筋，治急惊。

《小儿按摩经》止吐泻法

横门刮至中指一节掐之，主吐。中指一节内推上，止吐。

板门推向横门掐，止泻。横门推向板门掐，止吐。

提手背四指内顶横纹，主吐。还上，主止吐。

手背刮至中指一节处，主泻。中指外节一掐，止泻。

如被水惊，板门大冷，如被风惊，板门大热。

如被惊吓，又热又跳，先扯五指，要辨冷热。

如泄黄尿，热。泄清尿，冷。推外脾补虚，止泻。

《小儿按摩经》治头痛、肚痛、咳嗽法

头痛：推三关、分阴阳、推脾土、揉大肠各一百，煅七壮，揉阴池一百。不止，掐阳池。

肚痛：推三关、分阴阳、推脾土各一百，揉脐五十。腹胀推大肠，不止，掐承山穴。

咳嗽：掐中指第一节三下，若眼垂，掐四心。

第二节　《小儿推拿秘旨》

《小儿推拿秘旨》序言

自叙（清道光"保仁堂本"）

余曰：育养小儿，难事也。读《康诰》保民如保赤[1]，诚求可知矣。盖因体骨未全，血气未定，脏腑薄弱，汤药难施，一有吐泄、惊风、痰喘、咳嗽诸证，误投药饵，为害不浅。惟推拿一法，相传上帝命九天玄女按小儿五脏六腑经络，贯串血道。因其寒热温凉，用夫推拿补泄。一有疾病，即可医治，手到病除，效验立见，洵[2]保赤之良法也。但此专用医者之精神力量，不若煎剂丸散，三指拈撮，便易从事，故习学者少而真传罕觏[3]矣。予得此良法秘书已久，历试都验，不忍私藏，意欲公世，因而手著，最为详晰，分为上下二卷。养育之家，开卷了然，随用之效。育婴妙法，尽载斯编矣。

康熙辛未年重刊
绣谷龚云林书于保仁堂

【注释】

[1] 保赤：养育、保护幼儿。语本《尚书·康诰》："若保赤子，惟民其康乂。"（康乂，音 kāng yì，意思是安治；健康平安）。

[2] 洵：音 xún，实在，确实。

[3] 觏：音 gòu，遇见。

【按语】

《小儿推拿方脉活婴秘旨全书》，又名《小儿推拿秘旨》，为明代太医龚云林先生所撰，约成书于1604年。龚氏是万历年间人，世代业医，父亲名叫龚信，字西园，是位太医官，著有《古今医鉴》等书。

龚云林，原名廷贤，字子才。早年不得意时，曾隐居在家乡（江西金溪县）的云林山中，因取别号为"云林。"他在万历十六年（公元1588），替周藩海阳王勤烊治好了疾病，才慢慢地有了名望，后来又做了太医。

据日本丹波元胤《中国医籍考》所说，此书是明代万历甲辰年（公元1604），由胡连璧校刊的。目前所能见到的有四种版本："经国堂刊本"（书内题为书林文锦堂梓行，胡连璧校正）和"五云堂刊本"，前后均无序跋文字，亦未详其刻板年月。清代"藻文堂刻本"，书前有康熙五十年（公元1711）鹅湖王大卿题序。另外，道光甲午（公元1884）重刻"保仁堂本"，有龚云林先生自序一首。曹炳章先生曾把此书誉为"推拿最善之本"。

此序内容实出自清代《幼科推拿秘书》的骆民新序，仅作了三处主要改动：一是将骆民新序首句"余先严潜庵大人曰"改为"余曰"；二是将骆民新序中"分为五卷，附以祝由"改为"分为上下二卷"；三是将骆民新序末尾"编订于康熙辛未平分日，因序于历阳秩城丹台书屋以待梓"，雍正三年乙巳中秋骆民新"敬捡付梓，以慰先严少怀之志"等句，缩略为"康熙辛未年重刊，绣谷龚云林书于保仁堂"。江静波先生考证，《小儿推拿方脉活婴秘旨全书》当是龚云林先生早年不得意时隐居乡间的手稿本，因无力梓行而流传民间，故"康熙辛未年重刊，绣谷龚云林书于保仁堂"，显然是伪造。综上所述，该龚云林自序由《幼科推拿秘书》的骆民新序嫁接而来。

此书讲述小儿推拿手法较多，在小儿推拿疗法方面，可以说是比较早和比较好的一部著作。1958年南京的江静波先生依据"经国堂刊本"，参考"藻文堂刊本"和"五云堂刊本"及"保仁堂刊本"加以厘订，重新刊行于世。

由"但此专用医者之精神力量"，可见古代小儿推拿名家深谙推拿一法，并对推拿推崇备至。特别强调推拿不仅要用力气，还要全神贯注，耗费精力。

意即力到气到，气力相随。此乃真知灼见！值得吾辈推拿人参悟。

《小儿推拿秘旨》序（清康熙"藻文堂刻本"）

王序

余专心慈幼，几二十余年。每患药饵为小儿之所苦，思得是术以佐理之。然博采群书，俱繁冗[1]沓杂[2]，茫不知所从事。今幸逢洪都舒时卿手授兹集，在龚云林先生当日，已经三刻，其书大行，慨自我清定鼎，兵燹[3]屡经之余，是集慨不见传，书板久废。余与舒时老暨张友开翁，因旧本次序紊淆[4]，三面订定，重刻行世，亦以志周先生之功亏不朽，而见舒氏之世传为非虚云。

皇清康熙五十年辛卯秋鹅湖王大卿题

【注释】

[1] 繁冗：繁，复杂，繁杂，繁乱。冗：音 rǒng，闲散的，多余无用的。

[2] 沓杂：音 tà zá，意思是纷乱。

[3] 兵燹：音 bīng xiǎn，指的是因战乱而遭受焚烧破坏的灾祸。

[4] 紊淆：音 wěn xiáo，犹紊乱。

【按语】

《小儿推拿秘诀》在明代周于蕃先生所在的万历年间历经三次刊刻，此序内容实出于明代周于蕃所著《小儿推拿秘诀》康熙二十四年的四刻本，《小儿推拿方脉活婴秘旨全书》仅将"在周先生当日已经三刻"改为"在龚先生当日已经三刻"，而后面仍为"亦以志周先生之功亏不朽"。显然由《小儿推拿秘诀》四刻本序嫁接而来。康熙年间，铅州张应泰从朋友王大卿处获得《小儿推拿秘诀》，亲自编订，经舒邦俊校正，最后由张应泰"独出己资，重镌梨枣"，于康熙二十四年刊行于世。王大卿题序中"功亏不朽"之"亏"字，《中国医籍通考》主编严世芸疑为"垂"字。清抄本《少儿推拿仙诀》王大卿序作"于"字，文意通顺，当为正确。综合《小儿推拿秘诀》四刻本王大卿序、张应泰序和曹炳章先生的考证，王大卿序中的"张友开翁"即曹炳章先生所说的"张开文"，实即铅州张应泰，王大卿序中的"洪都舒时卿""舒时老"，实即舒邦俊。所及古地名铅州鹅湖分别指今江西省铅山县（古称铅州）及其北方荷湖山，洪都为今江西省南昌市。

《小儿推拿秘旨》十二手法诀

黄蜂入洞法：大热。一掐心经，二掐劳宫，先开三关，后做此法。将左右二大指先分阴阳，二大指并向前，众小指随后，一撮一上，发汗可用。

水底捞明月法：大凉。做此法，先掐总筋，清天河水，后以五指皆跪，中指向前，众指随后，如捞物之状，以口吹之。

飞经走气法：化痰，动气。先运五经文，后做此法。用五指开张，一滚一笃，做至关中，用手打拍乃行也。

按弦走搓磨法：先运八卦，后用二大指搓病人掌、三关各一搓；二指拿病人掌，轻轻慢慢如摇，化痰甚效。

二龙戏珠法：用二大指、二盐指[1]并向前，小指在两旁徐徐向前，一进一退，小指两旁掐穴，半表里也。

赤凤摇头：此法将手拿小儿中指，一手五指攒住小斗肘，将中指摆摇，补脾、和血也（中指属心，色赤，故也）。

乌龙摆尾法：用手拿小儿小指，五指攒住斗肘，将小指摇动，如摆尾之状，能开闭结也（小指属肾水，色黑，故也）。

猿猴摘果法：左手大指、食指交动，慢动；右手大指、食指快上至关中，转至总筋左边，右上至关上。

凤凰单展翅法：热。用大指掐总筋，四指皆伸在下，大指又起，又翻四指，如一翅之状。

打马过天河：温凉。以三指在上马穴边，从手指推到天河头上，与捞明月相似（俗以指甲弹响过天河者，非也）。

天门入虎口法：右手大指掐小儿虎口，中指掐住天门，食指掐住总筋，以五指攒住斗肘，轻轻摇动，效。

【注释】

[1]盐指：即食指。

【按语】

该十二手法诀基本上继承了《小儿按摩经》手诀的内容，只是个别手法名称和操作略有不同。《幼科推拿秘书》之"十三大手法"以"天门入虎口重揉斗肘穴"代替了"天门入虎口"，另外加上了"总收法"和"揉脐及龟尾并擦七节骨"两个手法。但是，"猿猴摘果"和"黄蜂入洞"两个手法的操作却与《小儿按摩经》《小儿推拿秘旨》《小儿推拿广意》等截然不同。以下是1958年江静波先生在校注《小儿推拿秘旨》一书中所作的按语，对我们学习小儿推拿复式手法颇有补益。

按，此十二手法，为小儿推拿疗法之复合手法，《推拿指南》称之为："大手术。"惟各种推拿专书所载，其中颇有出入。爰将各书所述之不同手法，归纳如下，借供参考。

1. 黄蜂入洞法

此法除本书所述外，尚有以下三法：

（1）先屈儿之小指，后用右大指面在外劳宫穴上揉之，能祛风寒（见《保婴神术按摩经》及《推拿指南》）。

（2）将两大指背跪按两耳门（《推拿指南》作：两风门穴），能通气、发汗（见《厘正按摩要术》及《推拿指南》）。

（3）用右手食、中二指，伸入小儿两鼻孔内揉之，能发汗（见《推拿秘书》及《推拿指南》）。

2. 水底捞明月法

此法除本书所述外，尚有以下两法：

（1）以我手拿住小儿手指，将我大指自小儿小指旁尖，推至坎宫，入内劳，轻拂起，如捞明月之状，能退热（见《推拿秘书》）。

（2）用左手大指屈儿中指，以冷水滴于内劳宫，用右四指扇七下，再滴冷水于总经、天河穴，以冷气吹之。又将中指节，自总经按摩至曲池，在臂外侧按摩，凉行背上，性大凉、除大热（见《推拿指南》，又名水中捞月法）。

3. 飞经走气法：

此法除本书所述外，尚有以下三法：

（1）先运五经后，五指张开，滚做，关中用手拍打（见《保婴神术按摩经》）。

（2）医将大指到病者总心位，立住，却将食、中二指一站，彼此退向前去，至手腕止，如此者数次，为传送之法（见《推拿秘诀》）。

（3）先运五经纹后，五指开张，在内关打拍，再推心经、揉气关（见《保赤推拿法》）。

4. 按弦走搓磨法：

此法除本书所述外，尚有：

（1）用右手持儿四指，以左大指面，由阳池穴起，搓摩至曲池穴。又由曲池回下，搓摩至阴池穴。如此一上一下，凡九次。阳症：关轻腑重；阴症：关重腑轻。再由曲池搓摩至三关三四次。复由曲池搓摩至六府三四次。末将右手大、食、中三指持脾（即大指面），左手持斗肘，往外摇之，治痰滞（见《推拿指南》）。

（2）弦者，勒肘骨也，在两胁上。其法：着一人抱小儿坐在怀中，将小儿两手抄搭小儿两肩上，以我两手对小儿两胁上搓摩至肚角下，能消痰积、气积、痞块。若久痞，则非一日之功，须久久搓摩，方效（见《推拿秘书》及《推拿指南》）。

5. 二龙戏珠法

此法除本书所述者外，尚有：

（1）此治小儿四肢掣跳之良法也，其法性温。以我食、将（中指）二指，自儿总经上，参差以指头按之，战行，直至曲池陷中，重揉，其头如圆珠乱落，故名戏珠，半表半里（见《推拿秘书》）。

（2）此法性温，治四肢抽搐。用右手大、食、中三指，持儿肝、肺二指。又用左手大、食、中三指，由阳、阴二池穴，渐渐向上，按至曲池穴止。寒症：阳池穴宜重按；阴症：阴池穴宜重按。末以肝、肺二指摇之（见《推拿指南》）。

按：肝指，即食指；肺指，即无名指。又此处所指之阳池穴，并非针灸疗法之阳池穴，盖为太渊穴处，一名阳穴。此处所指之阴池穴，盖为神门穴处。一名阴穴。

6. 赤凤摇头法

此法除本书所述者外，尚有：

（1）以两手托儿头，于耳前少上处，轻轻摇之，治惊风（见《保婴神术按摩经》及《厘正按摩要术》）。

（2）用左手大、食、中三指持儿斗肘，以右手大、食、中三指，依次将心、肝、脾、肺、肾五指，往上、向外，各摇二十四下。此法治寒热均宜，能通关、顺气（见《推拿指南》）。

（3）以我左手食、将二指，掐按小儿曲池内作凤二眼，以我右手仰拿儿小、食、无名、中四指掐之，治膨胀、哮喘（见《推拿秘书》及《推拿指南》）。

7. 乌龙摆尾法

此法除本书所述者外，尚有《保赤推拿法》及《推拿指南》两书所述与此大致相同，不再赘引。

8. 猿猴摘果法

此法除本书所述者外，尚有：

（1）以两手摄儿螺蛳骨上皮，摘之，消食可用（见《保婴神术按摩经》及《保赤推拿法》）。

（2）医将手牵病人两手，时伸、时缩，如猿猴摘果状（见《推拿秘诀》）。

（3）其法：以我两手大、食二指，提孩儿两耳尖，上往若干数。又扯两耳垫，下垂若干数，如猿猴摘果之状。此法能治疟疾，亦能治寒气、退热、除痰（见《推拿秘书》）。

（4）用左手食、中二指，按于阳池，大指按于阴池穴。属寒者，将右大指面，由阳池往上揉至曲池，转下揉至阴池，名"转阳过阴"。属热者，由阴池往上揉至曲池，转下揉至阳池，名"转阴过阳"。揉毕，再将右手持儿心、肝、脾三指，各按一下，各摇二十四下。寒症往里摇，热症往外摇。此法性温，治痰、理气、除寒、退热（见《推拿指南》）。

9. 凤凰单展翅法

此法除本书所述者外，尚有：

（1）医将右手食指拿病人大指，屈压内劳宫，大指拿外劳宫。又将左手大指跆顶外一窝风，并食、中二指，拿住内一窝风，右手摆动（见《推拿秘诀》）。

（2）用我右手单拿儿中指，以我左手按掐儿斗肘穴圆骨，缓慢摇之。能健脾、和血，除虚气、虚热，治喘、胀、打噎（见《推拿秘书》及《推拿指南》）。

10. 打马过天河法

（1）右运劳宫毕，屈指向上，弹内关、阳池、间使、天河数穴，治寒热往来（见《保婴神术按摩经》及《保赤推拿法》）。

（2）用右手食、中二指，由二人上马穴，打至天河穴止，至天河时，须复在曲池穴上一弹，去四次，回三次。此法性凉，治热病，活血脉，通关节，治麻木（见《推拿指南》）。

（3）先用右大指面运内劳宫穴，再将小儿四指之第二节屈之，于是儿指尖均向上，复以右大指甲由总经穴弹至天河穴止（见《推拿指南》）。

（4）用左大指按于总经穴，以右手大、中二指，如弹琴状弹之，由天河弹至曲池九次。复以右大指甲在肩井、琵琶、走马三穴上，各掐五次（见《推拿指南》）。

11. 天门入虎口法

此法除本书所述者外，《保婴神术按摩经》及《推拿广意》《推拿指南》三书，亦有此法，与本书所述略同。此外，在《推拿秘书》中，尚有一法云："以我左手托儿斗肘，复以我右手大指叉入虎口；又以我将指管定天门，是一手拿两穴，两手三穴并做也。然必曲小儿手揉之，庶斗肘处得力，天门、虎口处又省力也。"

12. 老汉扳罾法

按：本节所述"十二手法诀"，其实，仅有上述之十一法。惟前述"十二手法主病赋"中，尚有"老汉绞罾"一法，此法别书皆称"老汉扳罾法"，爰将其手法介绍如下，以成十二法：

"用左大指甲掐于病儿大指根骨处，右大指甲掐于脾经穴上，同时掐而摇之。能消痞块，治食积（见《保婴神术按摩经》及《保赤推拿法》《推拿指南》等书）。

《小儿推拿秘旨·字解法》推拿施术先后次序

凡推法俱有次序，每病必先用面上取汗，喉中取呕法。次于手上分阴阳，次推三关，次六腑，次各应先推之指，如饮食先脾土，泄泻先大肠，伤风先肺经，而后次及八卦、横门、清天河之类，其应推之穴，尤要多推，不妨数百。

【按语】

据此可知，有外感先以祛邪，汗法与吐法首先使用，因为祛邪务快，留一日则有一日之害；其次则分阴阳，如无表症，分阴阳则为当务之急。盖疾病之基本病机是阴阳失调，推拿手法虽多，然其要则一：调平阴阳。具体分阴阳时以阳边为多或阴边为多，则须视疾病的性质而定了。一般说来，阳症则多分阴边，阴症则多分阳边。在此基础上，再进行"分经取治"。

第三节　《秘传推拿妙诀》

五脏六腑之诀

心经有热作痴迷，天河水过入洪池。肝经有病眼多闭，推动脾土病即退。脾土有病食不进，推动脾土效必应。胃经有病食不消，脾土大肠八卦调。肺经有风咳嗽多，可把肺经久按摩。肾经有病小便涩，推动肾水必救得。大肠有病泄泻多，可把大肠用心搓。小肠有病气来攻，横纹板门精宁通。命门有病元气虚，脾土大肠八卦推。三焦有病生寒热，天河六腑神仙诀。膀胱有病作淋痀，肾水八卦运天河。胆经有病口作苦，只有妙法推脾土。五脏六腑各有推，千金秘诀传今古。

拿法

医用右手大指，跪于孩童总位上，而以中指于一窝风处，对着大指尽力拿之（此法所谓急惊拿之即醒），或医用右手食、中二指，夹孩童左手中指甲梢，却用大指当所拿中指甲巅一折拿之，或用医中大指甲巅掐入病者中指甲内，尤为得力（此二法不拘急慢惊并可拿之。凡看病入门，必先用此以试之。如拿之而病者一声哭醒，即连哭数声者，可生之兆也，便照病依法拿之，轻者即愈，重者久推亦愈。若拿而口摄如鱼口样，声叫如鸦声样者，并难治也，然亦尽力用功，冀其万之一生，则在好生者之仁心耳）。又有医将两手托着病者两手背，紧紧连指掌一把拿住，扯傍两胯，一总尽力夹住者（此法发狂或用手抓人或手足扬舞僵搐者用之）。又病者口紧不开，医人将大、中二指着力拿其牙关穴，自开（牙关穴在两牙腮尽处近耳是也，如要用指入口按病者舌根取吐与灌汤药，俱用此法。其用剪拗开者，此蛮法也。若小而未生齿者，用刀岂不伤其肉乎。按舌法详后吐法内）。

汗吐下说

凡小儿无他病，惟有风寒、水湿、伤乳、伤食之证。故风寒急宜令汗出，伤乳、伤食急宜令吐出乳食，或泄下乳食。然风裹乳食者尤多，则汗不如吐之速也。

汗法

遇小儿作寒作热，或鼻流清涕，或昏闷，一应急慢惊风等症，用葱姜汤。医以右手大指面蘸汤，于鼻两孔着实擦洗数十次，谓之洗井灶，以通其脏腑之气。随用两大指俱蘸汤，擦鼻两边数十下，随由鼻梁山根推上印堂数十。推法：医用两手中、名、小指，将病者两耳扳转向前，掩其耳门，而以两大指更迭上推，从印堂而上，左右分抹眉额眼胞数十下，至两太阳，两中指揉掐之数十下，随将全指摩擦其囟门、头脑亦数十下，临后将两大指拿住两太阳，两中指拿住脑后两风池穴（后脑下，颈项之上，两边软处即风池穴），一齐四指着力拿摇一会。小者令其大哭，即有汗出（当时虽无汗，以后亦自有汗）。又或用手擦其肺俞穴（背两边，反手骨边软处即肺俞穴。但擦要轻，带汤擦，恐伤其皮）。又有揉一窝风，揉内劳宫，掐二人上马（此三穴另载手图下，照病症推拿时用之，皆取汗之法也。风寒之症得出汗即减大半矣，盖面部气通脏腑，此取汗诸法，不拘何症，但有病俱须用之，真除病之通术也。但推后须用手掌摩其头面令干，恐有汤湿反招风也。若自汗者，亦用此以取其正汗，但汗后须多推脾土以收之）。

吐法

凡遇孩童风寒水湿，伤乳伤食，或迷闷不爽，胸中饱满，不进乳食，或咳嗽多痰并呕吐，一切急慢惊风，不论暂感、久感，即先用前取汗法。毕，随将左手托住后脑令头向前，用右手中指插入喉间，按住舌根，令其呕吐。或有乳者，即吐出乳。有食者，吐食。有痰者，吐痰。若初感者，一吐之后，病即霍然大减矣。随再照症推之，无不立愈。但孩童有齿者并牙关紧者，照前拿牙关法拿开牙关，随用硬物如笔管之类填其齿龈，然后入指，庶不被咬。又须入指从容，恐指甲伤及病者喉腭（此吐法，系除病第一捷径，较汗、下之取效速，余每以此救人甚多。盖小儿之病，不过风寒、伤乳、伤食，久之停积胃脘之间，随成他症，诚一吐之而病自愈耳。就胃间无停积者用此，亦能通其五胜六腑之滞，医者留心。又有板门推下横纹则吐者，然不若按舌根吐之为快也，有用药吐者，风斯下矣）。

下法即泻也

凡遇小儿不能言，若偶然恶哭不止，即是肚疼。即将一人抱小儿置膝间，医人对面，将两手搂抱其肚腹，着力久久揉之，如搓揉衣服状；又用手掌摩揉其脐，左右旋转数百余回（每转三十六），愈多愈效；随用两手于肚两边，推下两膀胱数十，或百下，并从心口推下小肚，此下泻之法也（又有横纹推向板门则泻之法，可并用之，大约揉肚并脐，若久自然消化，但要揉之如法耳）。

男女左右说

凡男推拿左手，女推拿右手，一切相同。但男推三关为热，退六腑为凉。女则推三关为凉，退六腑为热耳（"女推三关"二句，据书如此说，恐未必相悬若是，予每照男用，明者试之）。

分阴阳，推三关，退六腑说（此三关又非风气命三关也）

凡男女有恙，俱由阴阳之失调也。故医之即当首先为之分阴阳，次即为推三关六腑（穴名载后）。如寒多则宜热之，多分阳边与推三关；热多则宜凉之，多分阴边与退六腑。然阴阳寒热必须相济，不可偏寒偏热。如要热，分阳边一百下，则分阴边亦二三十下；要凉，分阴边一百下，则分阳边亦二三十下。此亦变理阴阳之义。推三关，退六腑亦然。如不寒不热，则各平分平推。在人心之活治也。

字法解

推者，医人以右手大指面蘸汤水，于其穴处向前推也。故大肠曰推，心经曰推，肺经曰推，肾水曰推，板门向横纹、横纹向板门曰推。而惟阴阳有分之说，以医人用左右两大指于阴阳穴处，向两边分，故谓之分，而亦谓之推也。三关六腑有退推之说，以三关上推（上者向手膊推也），六腑下推（下着向手掌推也），虽有推退之名，而实皆谓之推也。又脾土有推补之说，以医人用左手大、食二指拿病者大指巅（男左大指，女右大指），直其指而推，故曰推，取消饮食之意。屈其指而推，故曰补，取进饮食之意。虽有推补之名，而实则皆谓之推也。

运者，医人以右手大指推也，但如八卦，自乾上推至兑上止，周环旋转，故谓之运。又如运土入水，自脾土推至肾水止；运水入土，自肾水推至脾土止。因有土入水、水入土之说，故谓之运，而实皆谓之推也。

拿者，医人以两手指，或大指，或名指，于病者应拿穴处，或掐或捏或揉，皆谓之拿也。凡推，俱用指蘸汤水推之，但太湿恐推不着实，太干恐推伤皮肤，要干湿得宜，拿则不用水。凡推，各指俱要于指面并挨两边推之。凡云几百、几十者，于其穴处推或几百下或几十下也。凡下数不厌多，愈多愈效。轻者二三百，重者三五百。凡推各指，医人以左手大、食二指，拿所推之指，以右手大指自指巅推至指根而止。推三关，退六腑，亦以左大、食、中三指对拿总心处，而三关以右大指推，六腑以右中指推，但俱长不过二寸。又云推三关三指长，退六腑三指长。

凡推法，俱有次序，每病必先用面上取汗，喉中取呕法，次于手上分阴阳，次推三关，次六腑，次推应先推之指。如饮食先脾土，泄泻先大肠，伤风肺经，而后次及八卦、横纹、板门、天河之类。其应推之穴，尤要多推，不妨数百。

推拿曰每次者，盖病有轻重，人有大小。如初生曰婴儿，五七岁曰小儿，十二岁曰童子，并皆可用推拿。但感病轻者，推拿一二次，或三五次即愈。若感重者，非十数次不愈。人小者，或三五次即愈，人大者，非十数次不愈。若感重而人又大者，非十数次不愈，故曰每次也。

手上推拿法

天门入虎口

大指、食指中间软肉处为虎口。医人用大指，自病者命关推至虎口，又将大指掐虎口，又或从大指巅推入虎口，总谓天门入虎口。

水里捞明月

凡诸热证，热甚，以水置病者手中，医人用食指杵，从内劳宫左旋如播物状，口吹气，随指而转数回，径推上天河。又仍前法行数次，此退热之良法也，但女右旋。

打马过天河

中指午未属马，医人开食、中二指，弹病者中指甲十余下，随拿上天河位，摇按数次，随用食、中二指，从天河上密密一路打至手弯止，数次。

黄蜂入洞

医将二大指跪入两耳数十次，能通气。如前所云板门掩耳门俱是，余皆非。

赤凤摇头

医用右大、食二指，拿病者大指头摇摆之，向胸内摆为补，向外摆为泄。又医将一手拿病者曲尺，将一手拿病者总心经处揉摆之，为摇斗肘。亦向胸内为补，向外为泄。

飞经走气（以下各法俱可不用）

传送之法，医者将大食指，到病者总心经位拿住，却将食、中、名三指一路站，彼此弹向前去，至手弯止，如是者数次。

凤凰单展翅

医人将右手食指拿病者大指，屈压内劳宫，大指拿外劳宫，又将左手大指跪顶外一窝风，并食、中二指拿住内一窝风，右手摆动。又法，以我左手大指在他总位上一步一掐，随以三指皆往前推直至于弯。如此九次，动风化痰。

猿猴摘果

医人将手牵病者两手，时伸时缩，如猿猴摘果样。

双龙摆尾

医人屈按病者中、名二指，摇食、小二指，轻提两耳数次，故名双龙摆尾。

二龙戏珠

以我两手大指在上，食指在下，从他总位分起，夹移两弦，一步一弹，至三重穴，化痰，去恼风，开窍。

按弦走搓摩

医用二大指搓病人掌，关上一搓，关下一搓。欲热，三关重；欲凉，六腑重。一法，用二指拿病者手掌摇，化痰。

身中十二拿法（拿即揉掐类也）

一拿两太阳穴，属阳明经，能醒。

二拿耳后穴，属肾经，能去风。

三拿肩井穴，属肺经，能出汗。

四拿奶旁穴，属胃经，能止吐。

五拿曲尺穴，属肾经，能止搐。

六拿肚角穴，属大肠，能止泻。

七拿百虫穴，属四肢，能止惊。

八拿皮罢穴，属肝经，能清神。

九拿合骨穴（即总位），通十二经，能开关。

十拿鱼肚穴，属小肠经，能止泻，省人事。

十一拿膀胱穴，能通小便。

十二拿三阴交穴，能通血脉。

阳掌诀法（掌面为阳，非左手也）

擦心经，二揉劳宫，推上三关，发热出汗用之，引开毫毛孔窍。要是汗不来，再以二扇门掐之，揉孩童右手心，微出汗即止。一大指、食指侧推入虎口，水泄、痢泻、肚胀用之。

推脾土，屈指为补，饮食不进，人事瘦弱，肚起青筋用之。直指为泄，饮食不消，作饱胀用之。

推肺经，二揉掐离乾，离上起乾上止，当中轻两头重，咳嗽化痰、昏迷呕用之。

推肾水，推小横纹。肾水短少，可以补；肾水赤红，可以清。

推肾水、推四横纹、退六腑，大小便闭、人事昏迷、粪黄者用之。

揉掐总位，清天河水，口内生疮，遍身潮热，夜间啼哭，四肢常掣用之。

分阴阳，风寒水湿，水泄痢疾，遍身潮热往来，膨胀呕吐并用之。

运五经，通五脏六腑之气。肚胀气血不和，四肢常掣，寒热往来用之。

运八卦，除胸膈迷闷。肚胀，呕吐，气喘，饮食不进，打噎用之。

推四横纹，和气血。人事瘦弱，乳食不思，手足常掣，头偏左右用之。

运水入土，水盛土枯，五谷不化，痢疾用之。

运土入水，脾土太旺，水谷不分，水火未济，水症用之。

揉掐小天心，眼翻白，偏左右，肾水闭结用之。

掐大指面巅，迷闷气吼，作呕干呕用之。

阴掌穴法（掌背为阴，非右手也）

二扇门，两手揉掐，平中指为界，发汗用之。

揉掐二人上马，清补肾水用之。

揉掐外劳宫，遍身潮热，肚起青筋用之。

揉掐一窝风，肚疼，眼翻白，一哭一死用之。

揉掐五指节，伤风被水惊，四肢常掣，面青色用之。

揉掐精宁穴，气吼干呕用之。

揉掐威灵穴，暴中风死，急筋跳水吊颈用之。

【按语】

《秘传推拿妙诀》又名《小儿推拿秘要》《小儿推拿秘诀》《推拿仙术》，明·周于蕃辑注，成书于明万历乙巳年（公元1605）。后经清·钱汝明（1776年）予以参订重刊。上卷为诊法及手法总论；下卷列各种病症的推拿治法处方、推拿穴位图、手法图等。书后附有钱汝明《秘传推拿妙诀补遗》一卷，其内容为手法口诀、小儿诸病的药物疗法、经络、诊候等。现存清抄本。

《寿世保元》与按摩

一论小儿感风或冒寒，用老葱三四根，舂极烂，以手抹来，相搽满掌，烘温暖，向病者遍身擦之，通气处再遍擦几遍，暖处出汗，立愈。

【按语】

这是推拿治疗小儿感冒，与小儿推拿特定穴治疗感冒方法不同，却是异曲同工，都是通过发汗的方法，以祛表邪。

第四章　清代小儿推拿医籍选读

第一节　《小儿推拿广意》

《小儿推拿广意》序

　　盖古人往往以医道喻用兵，谓兵以审虚实，而脉以察阴阳，其间因时制用，凭乎一心。武穆[1]云：神而明之，存乎其人。洵不诬也。至于小儿，则又微乎其术者，既无声色货利之郁于中，又无劳苦饥渴之积于外，而且口不能言，脉无从测，使非有独得之秘，审色观形，以流通其血气，调和其动静，则虽爱同珍宝，未有克自遂其长成者。则调治小儿一道，岂不最微且难哉？且天之生物，栽者培之。则在小儿，正萌芽生发之时也，培之又安可不亟亟欤？《康诰》[2]曰：如保赤子。是婴儿之抚育，古人亦兢兢乎其慎之矣。余留心于此，偶得一编，乃推拿之法，诚治小儿金丹。苦无高明讨论，藏之有年。丙辰岁，余仗策[3]军前，亲民[4]青邑，去浙东开府[5]陈公之辕[6]仅里许。陈公神于用兵，已声播寰区，而又善于此术。余得旦夕请正，以窃庆焉。然医以喻兵，此其征也。陈公素性泛爱，每以保赤为怀，不为自私，付之剞劂[7]，而名曰《推拿广意》，是欲公之天下后世也。然圣人大道为心，必曰老者安之，朋友信之，少者怀之，则此举非即少怀之良法也欤！诚可为拔婴保赤之筌[8]鉴[9]云尔。

西蜀后学熊应雄运英谨识

【注释】

[1] 武穆："武"和"穆"都是中国古代谥法常用字。"武穆"曾用于多位帝王将相的谥号，其中以岳飞的谥号最为人知。

[2] 康诰：是《尚书》的一篇。

[3] 仗策：手持马鞭。谓骑马。

[4] 亲民：亲自治理民众；古代对地方长官的称呼。

[5] 开府：古代指高级官员（如三公、大将军、将军等）成立府署，选置僚属；府兵军职。

[6] 辕：旧时指军营、官署的外门，借指衙署。

[7] 剞劂：音 jī jué，雕板，刻印。

[8] 筮：音 shì，古代用蓍（shī）草占卜。

[9] 鑑：音 jiàn，同"鉴"，镜子（古代用铜制成）；比喻可以作为警戒或引为教训的事。

【按语】

由《小儿推拿广意》序，可知熊应雄是该书的辑录者，其小儿推拿一术，曾受教于浙江陈作三公。其所辑录的书稿经由陈氏校正方付梓于世。

《小儿推拿广意》总论

夫人之藉以为生者，阴阳二气也。阴阳顺行，则消长自然，神清气爽；阴阳逆行，则往来失序，百病生焉。而襁褓[1]童稚，尤难调摄。盖其饥饱寒热，不能自知[2]，全恃慈母为之鞠育[3]。苟或乳食不节，调理失常，致成寒热，颠倒昏沉，既已受病，而为父母者，不思所以得病之由，却病之理，乃反疑神疑鬼，师巫祈祷，此义理之甚谬者也。幸仙师深悯赤子[4]之夭折，多缘调御[5]之未良，医治之无术，秘授是书，神功莫测。沉离浮坎[6]，而使水火既济；泻实补虚，而使五行无剋[7]，诚育婴之秘旨，保赤之宏功也。乃有迂视[8]斯术，以为鲜当[9]。譬如：急慢惊风，牙关紧闭，虽有丹药，无可如何，先视其病之所在，徐徐推醒，然后进药，不致小儿受苦。则推拿一道，真能操造化，夺天工矣，岂不神欤[10]！

然治当分六阴六阳，男左女右，外乎内应。三关取热，六腑取凉。男子推上三关为热、为补，退下六腑为凉、为泻；女子推下三关为凉，推上六腑为热。男顺女逆，进退之方，需要熟审。凡沉迷[11]霍乱，口舌歪斜，手足掣跳，惊风呕吐，种种杂病，要而言之，止有四症[12]。四症分为八候[13]，八候变为二十四惊。阳掌十八穴，阴掌九穴，筋看三关[14]，功效十二[15]。惊有危急生死之症，法有捏推拿做之功。先须寻筋推察，次用灯火[16]按穴而行，审病针灸，对症投汤，无不随手而应，毋偏己见，毋作聪明，因症次第，分别而施，此为不传之秘诀也。留心救世者，曷[17]慎勉旃[18]！

【注释】

[1] 襁褓：未满月的婴儿。

[2] 自知：自己控制。

[3] 鞠育：抚养。

[4] 赤子：初生小儿。

[5] 调御：调养护理。

[6] 沉离浮坎：离卦为火，属阳配心；坎卦为水，属阴配肾，降火中之阴，升水中之阳（降阴升阳，使阴阳相交），谓水火既济，心肾相交。

[7] 剋：战胜，制服。约束，克制。五行无剋：五行生克制化正常，五行之间没有相乘、相侮。

[8] 迁视：轻视，看不起。

[9] 鲜当：不妥当。

[10] 欤：语气词。表示感叹、反诘、疑问语气。

[11] 沉迷：昏迷。

[12] 四症：即惊、风、痰、热四症。

[13] 八候：即搐、搦、掣、颤、反、引、窜、视八候。

[14] 三关：指风、气、命三关。

[15] 功效十二：作用十分大。

[16] 灯火：灯芯点火叫灯火，古人照明用通草（灯芯草）放入或蘸胡麻油，或菜油、苏子油等内，然后点着，这里指用通草蘸油点着后灸穴为引。

[17] 曷：何不。

[18] 旃："之焉"二字的合意词。

【按语】

《小儿推拿广意》为清代熊应雄（运英）辑，陈世凯（紫山）重订后刊刻问世。名曰《推拿广意》，成书于 1676 年。

本书共有三卷，上卷重点介绍小儿推拿总论、诊断方法、穴位和手法；中卷分述各种儿科常见病的病因、病机和辨证施治，每病之理、法、方、术都详尽论述；下卷列举应用方剂 185 个，包括内服与外治两类，是一部通俗的小儿推拿专著。

本节从人之所以生存的原因，论述了从阴阳则生，逆阴阳则乱的基本理论，明确指出"沉离浮坎""泻实补虚"是小儿推拿的重要调养与治疗原则。进而说明小儿推拿要严格的掌握辨证施治的原则：分清阴阳，找准穴位，审清手法的男女左右，顺逆法有推拿、灯火、针灸，"因症次第，分别而施"地进行治疗，才能取得应有的疗效。

《小儿推拿广意》穴位作用与主治

阳掌十八穴部位疗病诀：

脾土：补之省人事，清之进饮食。

肝木：推侧虎口，止赤白痢，水泻，退肝胆之火。

心火：推之退热发汗；掐之通利小便。

肺金：推之止咳化痰，性主温和。

肾水：推之退脏腑之热，清小便之赤，如小便短，又宜补之。

运五经：运动五脏之气，开咽喉，治肚响气吼泄泻之症。

运八卦：开胸化痰，除气闷，吐乳食。

四横纹：掐之退脏腑之热，止肚痛，退口眼歪斜。

小横纹：掐之退热除烦，治口唇破烂。

运水入土：身弱肚起青筋，为水盛土枯，推以滋之。

运土入水：丹田作胀眼睁，为土盛水枯，推以滋之。

内劳宫：属火，揉之发汗。

小天心：揉之清肾水。

板门穴：揉之除气吼肚胀。

天门入虎口：推之和气，生血生气。

推上三关：推之通血气，发汗。

中指节：推内则热，推外则泻[1]。

十王穴：掐之则能退热。

阴掌九穴部位疗病诀：

五指节：掐之去风化痰，甦醒[2]人事，通关膈闭塞。

一窝风：掐之止肚痛，发汗去风热。

威灵：掐之能救急惊卒死，揉之即能甦醒。

二扇门：掐之属火，发脏腑之热，能出汗。

外劳宫：揉之和五脏潮热，左清凉，右转温热。

二人上马：掐之更生胃气，起沉疴，左转生凉，右转生热。

外八卦：性凉，除脏腑秘结，通血脉。

甘载[3]：掐之能拯危症，能祛鬼祟。

精宁：掐之能治风哮，消痰食痞积。

附：臂上五穴部位疗病诀：

大陵：掐之主吐。

阳池：掐之主泻。

分阴阳：除寒热泄泻。

天河水：推之清心经烦热，如吐宜多运。

三关：男左三关推发汗，退下六腑谓之凉；女右下腑推上凉，退下三关谓之热。

足部十三穴部位疗病诀：

脐上：运之治肚胀气响，如症重则周回用灯火四燋[4]。

龟尾：揉之止赤白痢泄泻之症。

三里：揉之治麻木顽痹，行间穴同功。

委中：掐之治往前跌扑昏闷。

内庭：掐之治往后跌扑昏闷。

太冲：掐之治危急之症，舌吐者不治。

大敦：掐之爪，惊不止，将大指屈而掐之。

涌泉：揉之，左转止吐，右转止泻。

昆仑：灸之治急慢惊风危急等症，咬之叫则治，不叫不治。

前承山：掐之治惊来急速者，子母穴同功。

后承山：揉之治气吼，发汗。

【注释】

[1] 推内则热，推外则泻：即向心方推有温补之功，离心方向推有凉泻之效。

[2] 甦醒：即苏醒。

[3] 甘载：位于手背合谷后，第一二掌骨交接处凹陷中。

[4] 灯火四燋：灯火，即灯火灸，俗称打灯火，用灯草蘸油燃火在穴位上直接点灼的灸法。四燋点灼四次。

【按语】

本节原文中之阳掌、阴掌、臂上、足部穴位疗病诀，概括阐述了42个穴位的主要作用和主治。要想在临床上灵活组方配穴，各穴的功效、主治要了如指掌。

第二节 《幼科铁镜》

《幼科铁镜》凡例

凡治婴儿病，不望颜色，不审苗窍，故病不应药。是书惟以"望颜色""审苗窍"六字为大主脑[1]。

凡症俱有颜色可望，苗窍可审，独惊、痫、痉三症，颜色苗窍，俱非本来，无处拿提。是书洞决死生，俱属先君从百千婴儿中侦探出来的。辨明形状，俱属先君从百千婴儿中体认出来的。治法药味，俱属先君从百千婴儿中尝试出来的。故是书于此三症，则冠以初，明有自也。

凡前辈图绘各穴，俱任意裁插，鲜不差谬。是书图穴，由两代考索，毫不舛错[2]。

凡症所载推拿者，俱属必效。不准者，如老汉扳罾、猿猴摘果之类，尽行删汰。

凡症，推三关，必须少推腑上以应之；推六腑，必须少推三关以应之，防补泻太过。

凡症属载明灯火艾灸，俱起死回生秘法。

凡症下无汤散名，只有药味者，俱卓溪自立方，历验始载。

凡有夏禹铸曰，其中多出己见，发明至理，亦从治效过立说。

凡症立说引喻，俱属疑团，不譬[3]不明。

凡症后间附效案，系症有疑难，传以较核。

凡症初起不用丸散，因各脏病有轻重。临症用剂，必有加减。如丸散药味分两已定，倘内有一二味与症不宜者，抽不出来，模糊投入，反生别病。予于暂症，必不肯用。若用丸散，殊是症属一家。

凡口诀，有古人旧诀，有卓溪新诀。新诀，上注'卓溪'二字。

凡字句用夹圈者，是大主脑。用尖圈者，是认法。用单圈者，是紧要。

一、热疟认法，乃卓溪生平第一着得意处。自分亦能上绳父武[4]，出以传世，更当研究。

二、麻症，大、小方脉书独不齿及，多因症属至轻，迄来[5]麻症为患最重。余每临症，只从脾、肺两脏看虚实，肺脏、大肠探根苗，于中创出治法，一剂必效，用以传世。此乃发造物未发之秘，补先辈不足之书。

凡推拿，古人以之代药，后人竟以推拿为儿戏，并不知推应何经，拿应何脏，所代何药，以致轻症加重，重予速死。予特载出某推当某药，某拿抵某味，使人晓得用推拿，便是用药味。药味既不可误投，推拿又何可乱用？

【注释】

[1]主脑：主旨，中心。

[2] 舛错：音 chuǎn cuò，错乱；不正确。

[3] 譬：音 pì，比喻，比方。

[4] 上绳父武：绳，继续。武，足迹。向上继续父亲的足迹，也就是继承父亲的医道。

[5] 迩来：音 ěr lái，近来。

【按语】

从夏氏的"凡例"可知，该书确为根据其本人的真知灼见所著。夏氏指出了前人著述的不足之处，每种方药及推拿方法均经亲身历验过。对于老汉扳罾、猿猴摘果之类，自认为效差予以删除，并对热疟、麻症提出了自己的见解。特别是夏氏阐述了其所作"推拿代药赋"的立意。尽管书中所涉及的推拿内容较少，该书仍不失为一本很好的推拿著作，值得我们用心研习。

《幼科铁镜》推拿代药赋

前人忽略推拿，卓溪今来一赋。寒热温平，药之四性。推拿揉掐，性与药同。用推[1]即是用药，不明何可乱推。推上三关，代却麻黄肉桂。退下六腑，替来滑石羚羊。水底捞月，便是黄连犀角。天河引水[2]，还同芩柏连翘。大指脾面旋推，味似人参白术，泻之则为灶土石膏。大肠侧推虎口，何殊诃子炮姜，反之则为大黄枳实。涌泉右转不揉，朴硝何异。一推一揉右转，参术无差。食指泻肺[3]，功并桑皮桔梗。旋推止嗽，效争五味冬花。精威[4]拿紧，岂羡牛黄贝母。肺俞重揉，慢夸半夏南星。黄蜂入洞，超出防风羌活。捧耳摇头，远过生地木香。五指节上轮揉，乃祛风之苍术。足拿大敦鞋带[5]，实定掣之钩藤。后溪推上，不减猪苓泽泻。小指补肾，焉差杜仲地黄。涌泉左揉，类夫砂仁藿叶。重揉手背，同乎白芍川芎。脐风灯火十三[6]，恩符再造。定惊元宵十五[7]，不啻[8]仙丹。病知表里虚实，推后重症能生。不谙[9]推拿揉掐，乱用便添一死[10]。代药五十八言，自古无人道及。虽无格致之功，却亦透宗之赋。

【注释】

[1] 用推：用推拿治疗。

　　［2］天河引水：即大引天河水，为十三大手法之一，为小儿推拿的复式操作法。

　　［3］食指泻肺：应为"环指泄肺"，因食指为肝经穴，而环指为肺金穴。这里可能为笔误。

　　［4］精威：即精宁、威灵穴。

　　［5］鞋带：即"解溪"穴。

　　［6］灯火十三：用灯火灸囟门、眉心、人中、承浆、两手大指少商、脐心脐轮，共十三燋。

　　［7］元宵十五：元宵，指元宵节的灯烛火。用元宵节的灯烛火灸囟门、眉心、脐心脐轮、合骨、鞋带，各穴共十五燋。

　　［8］啻：音 chi，但，仅。

　　［9］谙：音 àn，熟记、熟悉。

　　［10］便添一死：更增加一份危险。

【按语】

　　本节以推拿的特定穴位及其操作法的治疗作用与药物的作用相似来论述推拿的治疗作用，可谓前无古人，别具一格，这对我们了解、学习与掌握推拿疗法及其运用于临床，帮助甚大，尤其便于我们辨证论治，处方选穴更有驭繁就简的作用，诚为佳赋，不可不诵之。

《幼科铁镜》辨夜啼

夜啼有六：

　　面深红多泪，无灯则啼稍息，见灯则啼愈甚，此心热也。遇火两阳相搏，故见灯而啼甚也。其候手腹必热，小便赤。推用水底捞月，引水上天河，退下六腑及运八卦，推坎入艮。药用导赤散加栀仁、薄荷、天麻。

　　哭多睡少，天明则已，面色青白，便亦青白。治宜温下焦，用《备急》方。

　　为异物所侵，目有所视，口不能言，但睡中惊悸，抱母大哭，面色紫黑，治宜陈皮、生姜、茯神、远志、甘草。

有脾胃两虚，吐泻少食而啼者，治宜用六君子汤加炮姜、木香。

有心血不足而啼者，其候睡浓忽悸，舌色淡白，而色不重，宜用安神汤。

有脏寒肠痛而啼者，以手按其腹即不啼，起手又啼，此候面必青，手必冷，口不吮乳，治用当归、白芍、人参、甘草、桔梗、橘皮等分服之。

外此而啼者，必非病也，或夜醒时为戏灯所惯，无灯而啼者有之，或乳母缺乳而啼者有之。

第三节　《幼科推拿秘书》

《幼科推拿秘书》保婴赋

人禀天地，全而最灵，原无夭札[1]，善养则存。始生则幼，三四为小，七龆八龀[2]，九童十稚。惊痫疳癖，伤食中寒，汤剂为难，推拿较易。以其手足，联络脏腑，内应外通，察识详备。男左女右，为主看之。先辨形色，次观虚实，认定标本，手法祛之。寒热温凉，取效指掌，四十余穴，有阴有阳。十三手法，至微至妙。审证欲明，认穴欲确，百治百灵，万不失一。

【注释】

[1] 夭札：夭，夭折。札，死也。夭札这里指未成年而死。

[2] 七龆八龀：龆，音 tiáo，音 chèn，儿童换龀：小孩换牙。此指女七岁、男八岁乳牙脱落，更换牙齿。

【按语】

《幼科推拿秘书》为清骆如龙（潜庵）著，成书于1785年。全书共分五卷，对小儿推拿的诊断、穴位、手法、推拿原则、次数、辨证施治等均有详细的论述，是小儿推拿著作中较为重要的一本专著。

本段论述保婴的原则是"善养则存"，以合理调养和预防为主。若得了疾病，中医各种治疗方法以"推拿较易"，但要辨证施治，"审证欲明，认穴欲确"才能"百治百灵，万不失一"。

《幼科推拿秘书》手法异同多寡宜忌辨明秘旨歌

小儿周身穴道，推拿左右相同。三关六腑要通融，上下男女变通（男左手，女右手，男从左手往里推为补；从里往外推为清。推女相反，在右手）。

脾土男左为补，女补右转为功，阴阳各别见天工，除此俱该同用。急惊推拿宜泄，痰火一时相攻，自内而外莫从容，攻去痰火有用。慢惊推拿须补，自外而内相从，一切补泻法皆同。男女关腑[1]异弄[2]，法虽一定不易，变通总在人心。本缓标急重与轻，虚实参乎病症。初生轻指点穴，二三用力方凭。五七十岁推渐深，医家次第神明。一岁定须三百，二周六百何疑。月家赤子[3]轻为之，寒火多寡再议[4]。年逾二八长大，推拿费力支持，七日十日病方离。虚诳医家难治，禁用三关手法。足热二便难通，渴甚腮赤眼球红，脉数气喘舌弄，忌用六腑手法。泄青面㿠白容，脉微吐呕腹膨空，足冷眼青休用。小儿可下病症（下者，元腑也），实热面赤眼红，腹膨胁满积难通，浮肿疳腮疼痛，小便赤黄壮热，气喘食积宜攻。遍身疮疥血淋漓，腹硬肚痛合用。不可下有数症，囟陷肢冷无神，不时自汗泄频频，气虚干呕难忍，面白食不消化，虚疾潮热肠鸣，毛焦[5]神困脉微沉，烦燥鼻塞咳甚。

【注释】

[1]关腑：即"三关""六腑"二穴。

[2]异弄：不同之处要弄清楚。

[3]月家赤子：未满月的婴儿。

[4]多寡再议：多少再讨论。

[5]毛焦：毛发干枯而失去光亮油润。

【按语】

本段论述推拿手法补泻的具体运用，手法操作的方向、用力的轻重与补泻的关系。强调临证应用要"法虽一定不易，变通总在人心"的宗法而不泥于法的思想。论述中对一些穴位的禁忌证，提出明确的标准，是我们在临床工作中必须遵循的原则。

《幼科推拿秘书》按穴却病手法论

潜庵曰：仙女传救婴儿妙法，实谙[1]先天机微。左旋右揉，推拿掐运，诸穴手法，至妙至精。苟[2]缺一穴，而众穴不灵，稍少一法，而妙法不真。医家必深思其义蕴，而详究其指归，乃为有济[3]。然法虽有定，变通在人。标本先后轻重多寡之间，用手法而不泥乎法，神乎法而不离乎法。神而明之，存乎一心，所当兢兢[4]致意者尔。

手法秘旨

凡观小儿病症，男观左手右脚，女观右手左脚。必察何经络，得其症候，方知道推某筋，掐某处，久揉验。总要先观儿虚实，而手法推之数目，即一定之。一岁三百，不可拘也。又要审定主穴，某病症，以某穴为主，则众手该用者在前，而此主穴在后，多用功夫，从其重也。盖穴有君臣，推有缓急。用数穴中有一穴为主者，而一穴君也，众穴臣也，相为表里而相济者也。故赤子之病有一视而愈者，亦有推数穴而不愈者，是不明于察形辨症之主穴也。有一穴而治数病者，有数穴而治一病者。有一手而拿两穴者，有两手而拿一穴者。有病轻而推数穴不愈者，有重病而推一二穴即愈者，总待人神明其源而精详乎其极也。故云病轻一时松，病重费日功。若平日有惯病者，病推毕后，必用总收手法，其病方永久不犯，用手法者，慎思之。

分补泻左右细详秘旨歌

补泻分明寒与热，左转补兮右转泻。男女不同上下推，子前午后要分别。寒者温之热者凉，虚者补之实者泻。手足温者顺可言，冷厥四肢凶莫测。十二经中看病源，穴真去病汤浇雪。

用汤时宜秘旨歌

春夏汤宜薄荷，秋冬又用木香。咳嗽痰吼加葱姜，麝[5]尤通窍为良。加油少许皮润，四六分做留余[6]（手法，一岁虽云三百，然必轻者四分，重者六分，以待加减）。试病加减不难知，如此见功尤易。四季俱用葱姜煎汤，加以油麝少许推之。

【注释】

［1］谙：熟悉，明白。

［2］苟：如果。

［3］济：补意。

［4］兢：音 jīng，兢兢，小心谨慎。

［5］麝：麝香。

［6］四六分做留余：手法一岁虽云三百，然必轻者四分，重者六分，以待加减。

【按语】

以上四段原文论述运用手法和选取穴位辨证施治的原则，临证选用手法，穴位配方也和用药一样有君、臣、佐、使的不同，对小儿推拿手法的操作次数、缓急、轻重、介质等均做了具体的说明，都有很好的临床应用价值。

《幼科推拿秘书》推拿小儿总诀歌

推拿小儿如何说，只在三关用手诀。掐在心经与劳宫，热汗立至何愁雪。不然重掐二扇门，大汗如雨便休歇。若治痢疾并水泄，重推大肠经一节。侧推虎口见工夫，再推阴阳分寒热。若问男女咳嗽诀，多推肺经是法则。八卦离起到乾宫，中间宜手轻轻些。凡运八卦开胸膈，四横纹掐和气血。五脏六腑气候闭，运动五经[1]开其塞。饮食不进儿着吓，推动脾土就吃得。饮食若进人事瘦[2]，曲指补脾何须歇。直指推之便为清，曲指推之为补诀。小儿若作风火吓，多推五指指之节。大便闭塞久不通，盖因六腑有积热。小横肚角[3]要施工，要掐肾水下一节。口出臭气心经热，只要天河水清彻。上入洪池下入掌，万病之中都去得。若是遍身不退热，外劳宫上多揉些。不问大热与小炎[4]，更有水底捞明月。天门虎口斗肘诀，重揉顺气又生血。黄蜂入洞医阴病，冷气冷痰俱治得。阳池穴掐心头痛，一窝风掐肚痛绝。威灵总心[5]救暴亡，精宁穴治打逆噎[6]。男女眼若往上翻，重掐小天心一穴。二人上马补肾经，治得下来就醒些。男左女右三关推，上热推下冷如铁。寒者热之热者清，虚者补之实者泄。仙人留下救儿诀，后学殷勤谨慎些。

【注释】

［1］运动五经：五经，穴名，一指心、肝、脾、肺、肾五经穴；一指五指指尖，为一个穴名五经。运动五经，即是推运五经。

［2］人事瘦：人见消瘦。

［3］小横肚角：即"小横纹"与"肚角"两特定穴。

［4］小炎：微热。

［5］总心：即总筋。

［6］噎：嗌。

【按语】

本节概述了掌上诸穴的作用及其适应证、小儿常见病症的辨证取穴及治疗过程中手法轻重缓急补泻的辨证灵活运用，诚为指导小儿推拿临床的总诀歌。

《幼科推拿秘书》取穴诀法

潜庵曰：推拿一书，其法最灵，或有不灵，认穴之不真耳。即如头为诸阳之首，面为五脏之精华，十指联络于周身之血脉。穴不真则窍不通，窍不通则法不灵。故予于斯书，首著诀法总纲，次详全身经穴，而图象昭[1]焉，手法明焉，百病除焉。

【注释】

［1］昭：明显。

【按语】

这段经文强调了"穴不真则窍不通，窍不通则法不灵"准确认穴的重要性。

临证时，亦应十分重视，因为即使有正确的诊断、合理的选穴处方，没有正确的取穴，同样亦不能收到预期疗效。

《幼科推拿秘书》各穴用法总歌

心经一掐外劳宫，三关之上慢从容从容者，慢缓则周到有力，取汗要法。

汗若不来揉二扇[1]，黄蜂入洞有奇功。肝经有病人多痹痹者，昏睡沉迷，以补脾土运八卦为主，推补脾土病即除。八卦大肠应有用，飞金走气亦相随。咳嗽痰涎呕吐时咳者，肺管有风，久咳肺系四垂不收，推肺肾为主，一经清肺次掐离。离宫推至乾宫至，两头重实中轻虚。饮食不进补脾土，人事瘦弱可为之。屈为补兮清直泄，妙中之妙有玄机以补脾为主。小水[2]赤黄亦可清，但推肾水掐横纹。短少之时宜用补，赤热清之得安宁以肾水为主。大肠有病泄泻多，侧推大肠久按摩。分理阴阳皆顺息，补脾方得远沉疴[3]。小肠有病气来攻，横纹板门[4]推可通。用心记取精灵穴，管教却病快如风。命门有病元气亏，脾土大肠八卦为。侧推三关真火足，天门斗肘免灾危。三焦有病生寒热，天河六腑神仙诀。能知取水解热蒸，分别阴阳掐指节[5]。膀胱有病作淋疴，补水八卦运天河。胆经有病口作苦，重推脾土莫蹉跎。肾经有病小便涩，推动肾水即清澈。肾脉经传小指尖，依方推掐无差忒[6]。胃经有病食不消，脾土大肠八卦调。胃口凉时心作哕，板门温热始为高。心经有热发迷痴，天河水过作洪池。心若有病补上膈，三关离火莫推迟。肝经有病人病目[7]，推动脾土效即速。脾若热时食不进，再加六腑病除速。

【注释】

[1] 揉二扇：即揉二扇门。

[2] 小水：即小便。

[3] 远沉疴：使沉疴远离人体，此指祛除顽疾。

[4] 横纹板门：即横纹推向板门。

[5] 掐指节：即掐五指节。

[6] 忒：音 tè，差错。

[7] 病目：指眼有病。

【按语】

本节概述了人体各脏腑发病后的主要临床表现及推拿辨证取穴处方，熟记本文对临证处方取穴有一定帮助。

《幼科推拿秘书》推五脏虚实病源治法歌

心实叫哭兼发热，饮水惊惕唇破裂，天河六腑并阴阳，飞金水底捞明月；虚则困卧睡不安，补脾便是神仙诀，左转心经与劳宫，再分阴阳三五百。肝实顿闷并呵欠，目直项急叫多惊，右转心经推六腑，天河明目两相亲；虚则咬牙迷多欠，补肾三关掐大陵，揉按中指单展翅[1]，再把阴阳着力分。脾实困睡频频饮，身中有热觉沉疴，推脾推肺推六腑，运水入土并天河；虚则有伤多吐泻，左转心经热气疴，赤凤摇头并运卦[2]，阴阳外间便宜多。肺实闷乱兼喘促，或饮不饮或啼哭，泄肺阴阳六腑河[3]，八卦飞金[4]与合骨[5]；虚则气短喘必多，哽气长出气来速，补脾运卦分阴阳，离轻乾重三百足。肾主瞳仁目畏明，又无光彩少精神，解颅死症头下窜[6]，白精[7]多过黑瞳睛。面皮㿠白宜推肺，肾脾兼补要均停，重耳中渚揉百次，尿黄清肾却通淋。

【注释】

[1] 单展翅：指凤凰单展翅手法。

[2] 运卦：指运内八卦。

[3] 河：指清天河水。

[4] 飞金：指飞金走气手法。

[5] 合骨：在手背大指中指两骨丫叉相合之间。另外，总筋穴，别名也叫合骨。

[6] 窜：即"窜"。

[7] 精：为"睛"字之误。

【按语】

该歌诀简要论述了五脏之虚实病候及相应取穴处方，简明扼要，便于记忆，若能熟记，对小儿推拿临证取穴配穴很有益处。

骆氏认为小儿推拿治疗疾病的关键在于取穴准确、配伍得当、手法到位。卷二《穴象手法》开篇即说："推拿一书，其法最灵，或有不灵，认穴之不真耳。即如头为诸阳之首，面为五脏之精华，十指联络于周身之血脉。穴不真则窍不通，窍不通则法不灵，故予于斯书，首著诀法总纲，次详全身经穴，而图像昭焉，手法明焉，百病除焉。"故取穴准确是十分重要的。故穴道十则、图像十四，以示后人，以防出错。

在穴位配伍方面，骆氏认为要根据病情轻重缓急，采取君臣佐使配伍用穴，不可"苟缺一穴，则众穴不灵，稍少一法，而妙法不真"。故"要审定主穴，某病症以某穴为主，则众手该用者在前，而此主穴在后，多用功夫，从其重也。盖穴有君臣，推有缓急，用数穴中有一穴为主者，而一穴君也，众穴臣也，相为表里而相济者也"。"故赤子之病，有一视而愈者，亦有推数穴而不愈者，是不明于察形辨证之主穴也。有一穴而治数病者，有数穴而治一病者。有一手而拿两穴者，两手面拿一穴者。有病轻而推数穴不愈者，有重病而推一二穴即愈者，总待人神明其源而精乎其极也"。

骆氏特别注重手法操作、补泻、力度、推拿次数的规范应用。"左旋右揉，推拿掐运，诸穴手法，至妙至精。"书中对掐、运、推、揉四法进行的论述，其中揉法比较详细："揉者，揉天枢，用大将二指，双揉齐揉；中脘，全掌揉；曲池、阳池，将指揉；脐与龟尾，皆搓掌心，用三指揉之，或用二指，视小儿大小。"不同穴位采用不同的揉法，操作规范，疗效更显："然法虽有定，变通在人，标本先后轻重多寡之间，用手法而不泥乎法，神乎法而不离法。神而明之，存乎一心，所当兢兢致意者尔。"所以运用手法时要根据病症的轻重缓急、标本虚实，学会变通，灵活运用。

在补泻上，"补泻分明寒与热，左转补兮右转泄。男女不同上下推，子前午后要分别"，要求根据寒热、方向、时间的不同进行补泻。在推拿力度上，根据年龄也做了区分，"初生轻指点穴，二三用力方凭，五七十岁推渐深，医家次第神明"；同时也要根据小儿病情分配手法力度比重，如"手法一岁，虽云三百，然必轻者四分，重者六分，以待加减"，又如"运八卦……至于吐乳食，有九重三轻之法"。在推拿次数上强调"一岁三百，不可拘也""一岁定须三百，二周六百何疑"。故"医家必深思其义蕴，而详究其指归，乃为有济"。

骆氏首次提出"起式"及"总收法"，这是《幼科推拿秘书》的特色。

骆如龙认为"分阴阳"为"诸证之要领，众法之先声""一切推法，必先从分阴阳分起"，故为"起式"；病推毕后，以掐肩井、拿食指、拿无名指为"总收法"。

"盖小儿之病，多因气血不和"，分阴阳能平和阴阳、调和气血，以改善小儿气血不和的情况，直击病因。另一方面，分阴阳临床应用疾病范围较广，"凡一切膨胀泄泻，如五脏六腑有虚，或大小便不通，或惊风痰喘等疾，皆可治之""至于乍寒乍热，尤为对症，热多则分阳从重，寒多则分阴从重，推者必审其轻重而用之"。故凡症必先用此法。还可"用时医者正好察色审音，探问引诱而斟酌其对症之手法也"，这样既能调理，又能治病，还可节约时间，可谓一举三得。

骆氏对复式手法进行总结，将复式手法称为"十三大手法"，"总收法"就是其中之一，"其法以我左手食指，掐按儿肩井陷中，乃肩膊眼也，又以我右手紧拿小儿食指无名指，伸遥如数"，认为"病推毕后，必用总收手法，其病方永久不犯"。《素问·六节脏象论》曰："凡十一脏，取决于胆也。"肩井为胆经穴，且诸阳经交会于此，能连续十二经脉气血，维系阴阳，使气血调和而病不再犯。现"总收法"不仅仅在小儿推拿中运用，成人推拿也受其影响，多用"拿肩井"并作为推拿治疗的结束手法。

骆氏推崇小儿推拿，认为小儿"汤剂为难，推拿较易，以其手足，联络脏腑，内应外通，察识详备，认定标本，手法祛之，寒热温凉，取效指掌……审症欲明，认穴欲确，百治百灵，万不失一"，对小儿推拿的优势及疗效进行了说明。小儿推拿也有其局限性：一方面，"及八九十岁童年渐长，难施手法之万遍，必以药饵济之""年逾二八长大，推拿费力支持，七日十日病方离"，随着年龄增长，推拿的次数增多，耗时耗力，考虑到时效性，应辅以药剂，以弥补推拿之不足。另一方面，小儿推拿也有其禁忌证，如小儿变蒸发热、皮肤病、外伤病症等，不宜推拿治疗。

第四节　《小儿推拿直录》

《小儿推拿直录》幼科推拿小引

丁未岁，内父授予《幼科推拿书》曰：此我亲录之秘本也，若能留心于此，亦可为济世之良方耳。及于辛亥岁，余馆雪堂袁襟丈处又得视《广意》一编，其中图诀、推法靡[1]所不全，方知前本之要尚有所未全也，是以重为抄正焉。

乾隆癸丑秋九玉峰钱怀村书于寒山馆舍

【注释】

[1] 靡：音 mǐ，无。

【按语】

《小儿推拿直录》为钱怀村氏辑录而成，其内容主要取之于《小儿推拿广意》。

《小儿推拿直录》面部诸穴治法

百会穴：在头顶窝中，治小儿急慢惊风不醒，兼治脱肛，灸五七壮。

攒竹穴：即两眉上，治头痛头风眼闭，揉之，并脑后风池用之。

瞳子髎穴：治慢惊眼闭，面黑唇青，头痛发汗，揉之。

耳门穴：治慢惊，揉之。

颊车穴：在耳下交骨陷中，治诸惊噤口，掐而揉之。

迎香穴：在鼻窝陷中，治慢惊，掐而揉之。

人中穴：在鼻下中心，治急慢惊风，掐而揉之。

承浆穴：在唇下中心，治慢惊，掐而揉之。

《小儿推拿直录》推拿面部次第

一推坎宫，自眉心分过两旁。二推攒竹，自眉心交互直上。三运太阳，往耳转为泻，往眼转为补。四运耳背高骨，二十四下捏一下，推后捏之，大指并捏。五捏承浆一下。六捏两颊车一下。七捏两耳会一下。八捏两太阳一下。九捏眉心一下。十捏人中一下。再用两手提小儿两耳三下。此推拿不易之法也。至推时必似线直行，毋得斜曲，恐动别经而招患也。其推擦之时，无论头面手足等穴，必用葱姜煎水一碗，候温，医者以手用水蘸湿，然后推擦诸穴，无有不效也。

《小儿推拿直录》推拿手掌手背总法

凡小儿男，以推上三关为热，去风寒；退下六腑为凉，去热。女以推上六腑为热，退下三关为凉。如见男女身与手心发热，取天河水退之，用水里捞明月之法，揉三次，其热自退也。运八卦者，从震宫推至本位一二百下，再于劳宫捏之，清心退热。急惊先捏总筋，次捏劳宫，后运八卦，推补脾土。凡捏惊，以男左女右手，先捏坎位，次捏离兑毕，就揉之。

一推大指二节，用左手推之，和胃补脾，止呕吐，进乳食。往下推二三百下（用一补一泻之法）。

二推食指三节，用左手向天门入虎口推之，泻肝胆，治诸惊，降火清肝，明目镇惊。次捏精灵穴。

三推中指三节，用左手推，泻心火，治发热急惊（用一补一泻法）。烦躁欠宁，捏威宁穴。

四推无名指三节，用左手推之，泻肺与大肠之火，一补一泻，治痰喘急伤风。往上推一百为补。

五推小指三节，用右手推，泻肾火，治小便赤秘，分气利水。如痢疾水泻，往上推二三百下补之。

四横纹推之者，消胀宽胸化气，泻三焦火（男左女右，往下横推一百下，男左转女右转）。

运掌心八卦者，能和五脏之气，定魂魄，通血脉（男左转女右转，运二百下）。

水火既济者，从坎推至离，能除惊、发汗、养脾土。拿曲池，揉斗肘大转，能使小儿气血通和定搐。

从手背刮至中指尖，捏之止泻。从食指尖推入虎口横门（即艮位上）至，止吐。从横纹刮至中指尖捏之，亦止吐。从板门推至无名指尖住，止泻。从乾位推过艮位曰横门，从震位推过兑位曰板门，俱主潮热吐泻。

捏手背五指一节，名曰运五经，能通一身之气血，治肚响泄泻之疾。

第五节　《小儿推拿全书》

《小儿推拿全书》推拿代药方

分阴阳，为水火两治汤。推三关，为参附汤。退六腑，为清凉散。天河水，为安心丹。运八卦，为调中益气汤。内劳宫，为高丽清心丸。补脾土，为六君子汤。揉板门，为阴阳霍乱汤。清胃穴，为定胃汤。平肝，为逍遥散。泻大肠，为承气汤。清补大肠，为五苓散。清补心，为天王补心丹。清肺，为养肺救燥汤。补肾水，为六味地黄丸。清小肠，为导赤散。揉二马，为八味地黄丸。外劳宫，为逐寒还魂汤。拿列缺，为四生散。天门入虎口，为顺气丸。阳池穴，为四神丸。五经穴，为大圣散。四横纹，为顺气和中汤。后溪穴，为人参利肠丸。男左六腑，为八味顺气散。女左三关，为苏合香丸。

【按语】

徐谦光认为推拿功用可拟汤药，形象地把常用的小儿推拿穴位的功效比作某一中药汤剂，便于临床记忆与应用。

小儿推拿三字经原文及释文

徐谦光

名宗礼，字谦光，号秩堂公。

奉萱堂

侍奉母亲治病。

药无缘

母亲服药即吐，无法治疗。

推拿恙

用推拿治疗母病，不药而愈。

自推手

从此开始用推拿为人治病。

辨诸恙

辨明证候，确定推拿治法。

定真穴

找出治病的有效穴位。

画图彰

画图明示各穴的部位，以备后人学习。

上疗亲

对上治疗双亲或长辈之疾。

下救郎

对下解救百姓孺婴之患。

推求速

推拿应速度快，以每分钟 200 次左右为宜，速度快可加强气血运行，消除病邪，推大人应从快且重，推小儿应快而轻。

惟重良

推拿注重良方，辨证取穴、手法轻重适当，即可见效。

独穴治

独穴是指只取一个穴位治病，久推，以取效为度。

大三万

16 岁以上为大人，推按 3 万次，约相当 150 分钟，成人皮坚、感觉较钝，推拿次数宜多，时间宜长，临床不必拘泥定数。

小三千

5 岁至 15 岁为小，小儿形体结构和生理功能均未发育成熟，推拿次数宜少。

婴三百

4 岁以下为婴，婴儿气血脆弱、皮肤较嫩，感觉灵敏，推拿次数更要减少。

加减良

推拿次数，应根据体质强弱、年龄大小、病情轻重，灵活运用。

分岁数

区分病人年龄大小。

轻重当

看明病的轻重，选用适当手法进行治疗。

从吾学

自从我学习、应用推拿治病以来。

立验方

不断总结经验，创立用独穴治病的有效良方。

宜熟读

对已有的良法，应熟读牢记。

勿心慌

临床施治认真仔细，切勿粗心大意。

治急病

治疗急厥、霍乱等一些急性病。

一穴良

以独穴为佳。

大数万

用独穴为大人治病，推拿的时间要长，大约需要推拿数万次。

立愈恙

只要取穴正确，用足够的推拿时间，病可立愈。

幼婴者

指 4 岁以下的小儿。

加减量

按照年龄、病情，决定推拿次数的多少。

治缓症

治疗兼症、痨伤或外感内伤等一些慢性病。

各穴量

辨病取穴，推数要足。

虚冷补

虚冷者为气亏当用补法，热嗽者为痨；血亏当用清补法。

热清当

热病当用清法治疗。

大察脉

大人应诊脉，察色，脉主何症，色主何脏。

理宜详

按医理运用四诊八纲，详细辨证。

浮沉者

浮主表症，轻手可得，沉主里症，推筋着骨。

表里恙

辨明是表症还是里症。

迟数者

三至为迟，迟为冷；六至为数，数为热，以辨别寒热。

冷热伤

病有寒热之分

辨内外

辨明是由内因引起，还是外因引起的，外因为六淫疠气，内因为七情劳倦，也有内因外因两伤者。

推无恙

只要分清表里寒热，辨明何病，推之立愈。

虚与实

指虚脉与实脉。

仔细详

诊脉应仔细辨别。

字廿七

27 种脉象。

《脉诀》讲

《脉诀》讲的 27 种脉象中，有脉与证不相符者，应仔细辨别思考。

明四字

明辨浮、沉、迟、数 4 种基本脉象。

治诸恙

诸病不外此 4 种基本脉象。

小婴儿

小儿寸口短小，只用一指诊脉，辨明迟数，迟主寒，数主热。

看印堂

小儿以望诊为主，诊脉不如察看印堂色泽，印堂在两眼中间、睛明之上。

五色纹

指印堂部位出现的青、红、黄、白、黑 5 种色纹。

细心详

印堂穴用水洗净后，细心详细地观察五色变化，按色诊病。

色红者

红色属心，色红者，为肺心受热，色紫为热甚。

心肺恙

凡印堂有红筋红色，皆心肺之疾。

俱热症

皆属热症。

清则良

根据热则清之、实则泻之、虚则补之的原则，热病宜用清法。

清何处

看清印堂五色纹，辨明病在何处，决定当用哪个穴位。

心肺当

印堂红色，应清心经穴、肺经穴，心经有热，不能直接清心经穴，可用天河水穴代替。

退六腑

若色紫则为热甚，必须大清，用退大热的六腑穴。

即去恙

推拿到热退为止。

色青者

青色属肝，印堂色青者。

肝风张

为肝风内动。

清补宜

必须辨明病的虚实，实则清之、虚则补之。

自无恙

清补得宜，自能愈病。

平肝木

肝为将军之官，可平不可补，虚则补其母，补肾即补肝。

补肾脏

五行之中，水生木，肾为肝之母，肝虚可补肾水以养肝木。

色黑者

黑色属肾，印堂色黑。

风肾寒

为风寒入肾，其色黑，病属寒证。

揉二马

独穴治，久揉二马，大补肾中水火，功同八味丸。

清补良

若上热下寒，必须清上暖下。

列缺穴

惊风必须拿列缺急救，肾寒拿之汗出，风邪即散。

亦相当

列缺穴能解寒火，止惊搐，用之相宜。

色白者

白色属肺，肺为肾之母，印堂色白。

肺有疾

为肺有痰。

揉二马

此穴属肾经，肾为肺之子，肾虚水泛为痰，先揉二马去热。

合阴阳

自阴阳穴向中间合推，为合阴阳。

天河水

天河水能清上焦之热，重推，痰即散。

立愈恙

痰涎壅盛先揉二马，再合阴阳，重推天河水，推之恰当，痰化可愈。

色黄者

黄色属脾，印堂色黄者。

脾胃伤

为脾胃之症，小儿多脾胃病，饮食不节，恣食生冷，必伤脾胃。

若泻肚

小儿腹泻，多因脏腑娇嫩、脾胃薄弱、喂养不当损伤脾胃引起，久泻脾虚，肠胃积滞，功能失调。

推大肠

大肠穴在食指桡侧自指尖至指根。

一穴愈

推大肠一穴即愈，屡验有效。

来往忙

来回推之为清补大肠，凡清之气下降，补之气上升，清补则和血顺气，利小便而实大便，故泻肚痢疾，来回多推大肠一穴，有良效。

言五色

指青红黄白黑五色，根据五色配五脏，辨病取穴。

兼脾良

脾主运化，小儿饮食不节，无不伤脾，故腹泻加推脾土穴。

曲大指

大指属脾经，若补必须屈指推。

补脾方

脾为后天之本，主运化水谷，凡脾胃病多用。

内推补

屈大指向内推为补。

外泻详

直推向外推为泻，来回推为清补。

大便闭

便秘多因脾热脾燥所致。

外泻良

拇指伸直向外推为泻脾，火旺者泻之。

泻大肠

大肠与肺相表里，便秘肠结乃因肺燥，肺燥，大肠亦燥，必须用泻法推大肠。

立去恙

脾肺为母子关系，若燥，泻之立愈。

兼补肾

肾为先天，脾为后天，相互资生，相互促进，关系密切，治疗便秘时须兼补肾。

愈无恙

按以上配穴推拿，可彻底治愈。

若腹痛

腹痛之因，非寒即热。

窝风良

一窝风穴能治下寒腹痛。

数在万

感寒腹痛揉一窝风，轻症一万次，重症数万次。

立无恙

力到数足，痛止立愈。

流清涕

鼻流清涕者。

风寒伤

因外感风寒所致。

蜂入洞

用食、中二指入鼻孔，左右旋转揉之，名"黄蜂入洞"。

鼻孔强

鼻孔为肺窍，左右旋转揉之，可以发汗祛风寒。

若洗皂

用食、中二指分开，在鼻翼两旁推揉。

鼻两旁

洗皂穴位于鼻两旁。

向下推

曲食、中二指向下推之。

和五脏

可调和五脏之气，小儿用此穴。

女不用

女子不用洗皂穴。

八卦良

用运八卦也能调和五脏之气。

若泻痢

泻肚、痢疾二症。

推大肠

用推大肠一穴治之，其验如神。

食指侧

食指桡侧为大肠的真穴。

上节上

食指外侧第三节，穴位如豆粒大小。

来回推

用力均匀往返推之，根据病情轻重，定推拿次数。

数万良

病重者推的时间长，可达数万次。

牙痛者

肾主骨生髓，齿为骨之余，骨为髓之府，牙痛分虚实，此指虚火牙痛。

骨髓伤

久病伤阴，肾精耗损，阴虚火旺，致虚火牙痛。

揉二马

二马穴能补肾益精，滋阴降火。

补肾水

补肾水能滋阴潜阳，治虚火上炎。

推二穴

若推二马、肾水二穴不效，牙痛反加重者，为实火牙痛，应重推六腑以愈为止。

数万良

少则不验，必须多推。

治伤寒

治疗伤寒。

拿列缺

重拿双手列缺穴，令毛孔全开。

出大汗

用力久拿，自头至足必须出大汗。

立无恙

寒邪随汗而出，表解病愈。

受惊吓

小儿受惊，先掐五指节，每节掐七下。

拿此良

然后，再拿列缺穴即愈。

不醒事

昏迷不省人事，目闭口紧，阴脉不绝者。

亦此方

拿列缺必醒。

或感冒

伤风等一切外感症。

急慢恙

急惊风、慢惊风等症。

非此穴

非拿列缺不能爽快治好，故称仙手，即指此穴。

不能良

一切邪入心包、闭窍昏迷、动风发搐诸症，非此穴不能愈。

凡出汗

推拿出汗或自汗盗汗时。

忌风扬

应避风，令汗自干为要。

霍乱病

霍乱病有三，阴泻、阳吐、阴阳者上吐下泻，必须分明。

暑秋伤

发病多在暑后秋前，因中暑气，又中寒气所致。

若上吐

上吐者为阳霍乱，因受暑过重，胃气上逆所致。

清胃良

止吐用清胃法。

大指根

从腕横纹至大指根横纹，大鱼际肌的外侧缘属胃经。

震艮连

震、艮是八卦穴中的两个方位，在大鱼际肌的内侧。

黄白皮

大鱼际肌外侧缘白皮与掌背黄皮交界处，上起大指根横纹，下至艮卦部位，为胃穴所在，自艮向外推为清胃。

真穴详

以上黄白皮部位，为胃的真穴所在。

凡吐者

凡呕吐者。

俱此方

皆因胃气不降，反而上逆所致，清胃可使胃气下降，所以都用清胃。

向外推

自鱼际外缘黄白皮交界处，从艮卦处掌边高骨起，向外推至大指掌根横纹为清法，反之则为补法，清之则气下降，补之则气上升，因胃气下行为顺，故只用清法，不用补法。

立愈恙

胃气下降而不上逆，呕吐可愈。

倘泻肚

下泻者为阴霍乱，因暑轻寒重所致。

仍大肠

仍来回推清大肠，利小便实大便，泻立愈。

吐并泻

上吐下泻为阴阳霍乱（古人把上吐下泻并作的急性病统称霍乱，包括烈性传染病的霍乱和一般夏秋间常见的急性胃肠炎）。

板门良

治此病板门穴为好，板门穴属脾胃，脾虚作泻，胃虚作吐，板门能通达上下之气。

揉数万

重揉多推，立愈（徐谦光治上吐下泻霍乱多人，取板门独穴治之，推数在3万左右，病去如矢）。

进饮食

板门之穴属脾胃经，又能运达上下之气，故能进饮食。

亦称良

板门穴治上吐下泻及心口痛（即胃痛），皆有良效。

瘟疫者

瘟疫是指两脉细数，传染于人，虽出汗而热不解的一种病。

肿脖项

瘟疫结于项，出现耳垂下温肿疼痛，俗称"疟腮""蛤蟆瘟"，即现代的"流行性腮腺炎。"

上午重

上午病重属阳证。

六腑当

重推六腑，以愈为止，此穴大凉去火（徐谦光在同治十二年，救治肿脖瘟多人，喉无线孔，命在须臾，单推此穴，推数约3万次，无不立愈）。

下午重

下午病重，属阴证。

二马良

重揉二马，效果好。

兼六腑

兼推六腑，以清热解毒。

立消亡

分清阳证、阴证，如法推之，病可治愈。

分男女

遵古之言，当分男女。

左右手

男用左手，女用右手。

男六腑

男用左手六腑穴向下推，称"退六腑"。

女三关

女用右手三关穴向上推，为凉。

此二穴

男左六腑、女右三关二穴，推法一下一上正相反。

俱属凉

俱属凉穴，故去病相同。

男女逆

男女不同，所以左右手的取穴相反。

左右详

男用左手六腑穴向下推，女用右手三关穴向上推，必须详记清楚。

脱肛者

肛门脱出是因脾肺气虚，元气不足，阴寒凝滞所致。

肺虚恙

肺与大肠相表里，肺虚即气虚，气虚下陷而致肛门脱出。

补脾土

五行之中，土生金，故脾为肺之母，脾虚不能生肺金，推补脾使脾气旺则肺气足。

二马良

二马穴大补元气，专治阴寒而补肾水，故下寒能解。

补肾水

补肾水能生肝木而不克脾土，脾土健则肺金生。

推大肠

大肠为肺之腑，肺虚，大肠不能升提而滑脱，推大肠治本腑之病。

来回推

来回推大肠穴，有固大肠、利小便、和血顺气之功。

久去恙

脱肛病程较长，推拿时间应长，病才能治愈。

或疹痘

疹指麻疹，痘指天花。

肿脖项

疹痘之毒结于项间。

仍照上

仍按照瘟疫结于项的治法推之，男推左六腑，女推右三关，当分阴阳虚实。

午后恙

根据子时、午时前后的病情变化，辨别阴证或阳证。

诸疮肿

一切疮疡肿毒之证，都有阴阳之分，治法不同，阳证用清法，阴证用补法。

照此详

必须按照昼夜子午时的病情变化，辨明阴证、阳证，依法推之。

虚喘嗽

此为肾虚咳嗽，肺脾亦虚，出现气短喘促，咳声无力，痰白清稀，自汗怕冷。

二马良

肾虚下元必寒，重用二马滋肾阴，补肾阳，壮命火，功同八味地黄丸。

兼清肺

肺虚则气逆喘咳，清肺可降气平喘。

兼脾良

脾虚则痰湿内生，补脾就是补肺，为培土生金之法。因此在揉二马的同时，兼用补脾。

小便闭

小便癃闭，排尿困难，是因肾阳虚衰、膀胱气化无力所致的。

清膀胱

清膀胱可开郁化气利尿。

补肾水

补肾可滋阴温阳，通窍利尿。

清小肠

小肠主化物而分清别浊，大小便异常与小肠有关，清小肠可利小便，加强排尿功能。

食指侧

食指外侧为大肠穴，大肠主传送糟粕，是排出粪便的通路。

推大肠

推大肠，用清补法。

尤来回

饮食物经过胃的腐熟，传入小肠，通过泌别清浊的进一步消化吸收，渣滓传入大肠，水液渗入膀胱，来回推，能分清别浊。

轻重当

推拿手法应轻重适当，用力匀称。

倘生疮

若身上生疮。

辨阴阳

必须辨明是阴证、阳证。

阴者补

若下午至夜间疼痛重者为阴证，用补法治之。

阳清当

若拂晓至上午疼痛重者为阳证，当用清法治之。

紫陷阴

凡疮色白而平塌或紫而陷者，为阴证。

红高阳

疮色红而高肿烦痛者，为阳证。

虚欹者

虚欹冷寒者，阴毒盛不能外越。

先补强

以先补为佳，使邪外出，不留于内。

诸疮症

疮类属纯阴或半阴证者，

兼清良

均应先补，补后兼用清法，使阴邪消除。

疮初起

疮的初起不分阴阳，都是气血瘀滞。

揉患上

推揉疮顶之上，不怕碗大之疮。

左右揉

向左旋揉 100 次，再向右旋揉 100 次，平均揉之，揉到皮肤无疮肿之形，不必拘泥定数。

立消亡

疮顶硬肿立刻消失（若疮已成脓或脓血盛者，不可揉推）。

胸膈闷

肝在膈下，肺在膈上，胸肺相连，五脏之气不调，出现胸膈满闷。

八卦详

运八卦能调和五脏之气。

男女逆

凡运八卦，男女逆运之。

运八卦

男自左手乾卦起，按顺时针方向运至兑卦止为一运；女右手卦位相反，自乾至兑止，按逆时针方向推运，称为逆运。

离宫轻

离宫属火，推时宜轻按，心火不可动。

痰壅喘

痰涎壅滞，气血不和则病喘。

横纹上

重揉四横纹，和血顺气可止喘。

左右揉

左右揉数相等，因气血不可偏，古书分左右四六之数揉之。

久去恙

凡虚症日久，不能很快治愈，须多推久推，才可奏效。

治歉证

气亏为歉，血亏为痨，虽不嗽也为痨症。

并痨症

痨伤指五脏劳损所致的五劳病，与歉症并见。

歉弱者

歉症多为气亏血弱力不足，气血伤气亏作冷，血亏作热。

辨此症

辨气血之症，要看脉准不准，并望其形体。

在衣裳

看病人穿衣多少。

伊着棉

病人穿着棉衣仍觉寒冷，为阳气亏虚。

亦咳嗽

伴咳嗽不止，伤于痨症，又名歉痨，是气血双亏引起。

名七伤

这种病是七情所伤，不可不辨。

补要多

歉症多有内伤，是因七情劳倦、饮食饥饱、房事不节所伤，必须多补。

清少良

以补多清少为佳。

人穿褡

健康人穿夹衣时，他穿单（病人穿单衣还觉得烦热）。

名五痨

咳嗽无时，名为五痨，是血亏不能制气。

肾水伤

水亏不能制火，此是肾阴亏虚所致的阴虚火旺证。

分何脏

痨有五种：心痨、肝痨、脾痨、肾痨，必须辨明病在何脏，为哪种痨症。

清补良

多清少补，切合病情。

在学者

医家必须认真学习。

细心详

细心诊察病情，辨证取穴，认真施治，无不生效。

眼翻者

肝开窍于目，肝风内动出现两眼窜视、斜视或直视，常见于急慢惊风等症。

上下僵

目睛向上下左右斜视或直视转动不灵活。

揉二马

揉二马穴，大补肾中水火，有滋阴潜阳之功。

捣天心

捣小天心穴，此穴在手掌坎宫穴下。

翻上者

两眼上视，眼球上翻。

捣下良

向下捣小天心。

翻下者

两眼下视，眼球翻下。

捣上强

向上捣小天心。

右捣左

眼球向右翻，向左捣之；若对眼，向两旁捣之。

阳池穴

阳池穴属阳，在手背面手腕下约 1 寸（小儿约 2 寸）的前臂凹陷中。

头痛良

头痛者，取阳池穴左右揉之，以愈为止。

风头痛

因外感风寒引起两太阳穴痛者。

蜂入洞

食、中指入鼻孔。

左右旋

左右旋转，不必拘数。

立无恙

可祛风寒，立刻祛病。

天河水

天河水穴通心、膻中，舌为心之苗，若心火旺盛，推此穴能清心火。

口生疮

心脾为母子关系，口生疮多因心脾蕴热，推天河水可清热泻火。

遍身热

脾生肉，心生火，手心热，脾火旺，应清补脾、清天河水主之。

多推良

凡有效之穴，多推为好。

中气风

皆因内伤而外感风邪，气虚痰生。

男女逆

逆推，男推右手，女推左手。

右六腑

右手六腑穴属热，祛风开郁化痰。

男用良

男推此穴，立刻见效，愈后不复发。

左三关

左手三关穴属热，祛风开郁化痰，但必须逆用。

女用强

女用左三关有效，治此病，男女逆用，方有良效。

独穴疗

凡言独穴，不可用二穴，用则有害，互相牵制。

数三万

用独穴必须推的时间长，少则不验，但不必拘泥3万数。

多穴推

若病情复杂，必须采用多穴，分清主穴、配穴，恰当配伍。

约三万

治缓症推拿时间要长，并非一次而愈。

遵此法

诸病遵此推法。

无不良

诸症无不见效,不可妄自更改穴位。

遍身潮

遍身潮热而皮肤不滑润,是汗脉未动。

分阴阳

以两大拇指,从掌根向两旁分推,为分阴阳,能分寒热,平气血。

拿列缺

列缺穴在掌根腕踝两侧的凹陷处,用拇、食二指相对用力拿之。

汗出良

汗出即愈。

五经穴

即五指根纹来回推之,开脏腑寒火。

肚胀良

治腹胀便结效佳。

水入土

运水入土,自小指根向坎宫推之,土者指脾胃,水者指肾水。

不化谷

五谷不化,推运水入土,补脾土虚弱。

土入水

运土入水,自大指根向坎宫推之。

肝木旺

脾胃的纳运之功与肝气疏泄有关,若肝木旺,必克脾胃,运土入水可疏肝健脾止泻。

外劳宫

外劳宫穴属热,能去风寒冷气。

左右揉

曲小指左右旋转揉之，无偏为要。

久揉良

重揉不计次数，以愈为止。

嘴唇裂

口唇属脾，唇裂、唇肿、唇痛、口外生疮。

脾火伤

因脾火太盛而致。

眼胞肿

上眼皮属脾，下眼皮属胃，眼胞肿。

脾胃恙

皆因脾胃火盛，胞肿虽属脾胃之火，但有寒热虚实之分，外因与风湿有关，内因与肝肾有关。

清补脾

以上病症非寒即热，非实即虚。应先辨明寒热虚实，再确定清补之法。

俱去恙

辨证施治，均可治愈。

向内补

向内推为补脾，治虚证。

向外清

向外推为清脾，治实证。

来回推

来回推则和血顺气，虚实皆治。

清补双

来回推为清补脾，为平补平泻之法，治虚实夹杂或虚证、实证皆可，故称双治。

天门口

指天门入虎口穴，大指内侧向下推之。

顺气血

可顺气和血。

五指节

此穴属肝经，可调和气血，舒筋活络，诸穴推毕，必节节掐之，以提高疗效。

惊吓伤

小儿惊吓，伤于肝胆，肝旺克脾出现吐泻。

不计次

推拿五指节穴，不必计算次数和操作顺序。

揉必良

揉五指节治惊吓、痞积效佳。

时摄良

每日按时推拿，则气消滞化。

一百日

坚持推 100 天。

即无恙

就能治好病。

上有火

上有火者，下焦必寒。

下有寒

下有寒者，上焦有火。

外劳宫

外劳宫在手背中心，与手心相对。此穴大热，能去寒风冷气。

下寒良

外劳宫为暖穴，善治下寒。

六腑穴

左手六腑，穴性大凉，可解大热，去寒火。

去火良

上火下寒，必须兼推此穴。

左三关

左手三关，穴性大热，培补元气，治表虚自汗、盗汗。

去寒恙

推上三关为补，解上焦之寒。

右六腑

右手六腑，穴性大热，善治寒火，女用相宜，

亦去恙

亦去上焦之寒。

虚补母

虚则补其母，如肾为肝之母，肝虚不直接补肝，可补肾，即滋水涵木。

实泻子

实则泻其子，如心为肝之子，肝实不直接泻肝，可泻心火。

曰五行

按照五行学说，用五行配五脏来说明人体生理病理及其与外在环境的相互关系，从而辨证施治。

生克当

五行的相生、相克是按一定规律进行的。正常情况下，五行相生是肾水生肝木，肝木生心火，心火生脾土，脾土生肺金，肺金生肾水；五行相克是肾水克心火，心火克肺金，且金克肝木，肝木克脾土，脾土克肾水。五脏相互资生，又相互制约，维持着人体的正常生理活动。

生我母

生我者为母。例如水生木，肾为肝之母，肾水充足，能涵养肝木，使肝柔不燥，功能正常。

我生子

我生者为子。例如肝为肾之子，若肾阴不足，水不涵木，必肝阳上亢，此为母病及子（在五行之中，每一行都具有"生我""我生"的两方面关系，

所以五行相生关系，又称母子关系）。

穴不误

掌握住五行生中有克，克中有生的规律，治病取穴，自会不误。

治无恙

只要辨证准确，取穴精当，病可治愈。

古推书

在前人的推拿书上所定的穴位。

身首足

大多分布在头、躯干和四肢，适合男用，女子不便用。

执治婴

而且书中大多是记载治疗婴儿的推拿法。

无老方

却无治老人之方。

皆气血

人身皆为气血。

何两样

不应该有男女老幼之分。

数多寡

根据病人的年龄，决定推数的多少。

轻重当

手法轻重得当。

吾载穴

我记载的穴位。

不相商

与前人不同，主张独穴疗病，推数要多，经验证多次，确有良效。

少老女

不论老少男女。

无不当

均可用推拿治病。

遵古推

若遵照古书推法。

男女分

男女分推左右手。

俱左手

我主张都推拿左手。

男女同

男女推拿方法一致，作用相同。

予尝试

我曾经试验过。

并去恙

男女俱推左手，一样能治愈疾病。

凡学者

凡是立志学习推拿的人。

意会方

应当潜心研究，领会书中要旨，则变化无穷。

加减推

治病取穴，当加则加，当减则减，以明辨寒热虚实，最为重要。

身羸壮

根据体质强弱、气血盛衰、病之轻重，决定推数多少，不能千篇一律。

病新久

病有新久、轻重之分，看准为要。

细思想

要仔细考虑，认真辨证。

推应症

推拿取穴与症相符，方可得效。

无苦恙

推拿无痛苦，去病保安康。

第六节　《保赤推拿法》

《保赤推拿法》序

自古幼科有推拿一术，与针灸相类，效验极灵，后世每轻视之而弗论。推拿书，世无善本，盖医乃儒家之小道也。用推拿术以治婴儿，又为医家之小道也。彼明于理、畅于词之儒家不屑业此术，至业此术而著书者，皆儒业未精之人，其心于理既不能明，其词于义复不能达，作者已讹，学者愈错。乱推乱拿不惟无益，而又害之甚。或村妇乱挑其筋，小儿何幸受此苦楚，伤心惨目。有如是耶，余痛恨若辈，深悯婴儿。敝族世有业医者精推拿术，愚习举业制艺[1]之余即兼习此术。凡求医者未尝或辞，愿学者余未尝无诲。迨宦游金陵，将医道束之高阁矣。蒙大宪委办育婴堂，适得展片长薄技。今将抽簪[2]解组[3]，归隐山林，不忍自秘此术，欲留传江南一带以救小儿。因取诸医书所载经络穴窍，互证旁参，并将各推拿书与家传经验秘诀，采择会归，集成一卷。语极浅近，义极显明，图极清晰。凡有此书者，果能认症，的确皆可治疗，家喻户晓。俾有恙之婴儿不至为庸医、村妇所害，于保赤未必无小补云。夫世间才德之士，务其大者远者；我仅迁拙之人，务其小者近者。作百胜昭明之书，为启童之聪明计也。兹传小儿推拿之术，为救童之性命计也。余于天下事，黜陟[4]不知理乱，不闻衰朽，余年仅于世之童子犹惓惓[5]眷念不置尔。

光绪乙酉秋河南新息[6]夏云集自序于金陵育婴堂公廨[7]

【注释】

[1] 制艺：音 zhì yì，此指八股文。

[2] 抽簪：音 chōu zān，古时做官的人须束发整冠，用簪连冠于发，故称引退为"抽簪。"

［3］解组：音 jiě zǔ，义犹解绶，解下印绶，谓辞去官职。

［4］黜陟：音 chù zhì，指官吏的进退升降。

［5］惓惓：同"拳拳"。

［6］新息：今河南息县。

［7］廨：音 xiè，官署，旧时官吏办公处所的通称。

【按语】

由此"序言"可知夏云集是一位文职官员，因家族中世代业医者精于推拿医术，故秉承家学，兼习推拿之术。辞官归隐之际在家传及个人经验的基础上，旁征博引，撰写而成《保赤推拿法》一书。夏氏家学渊源深厚，又有多年的推拿临证经验，精心编写，故此书为清末小儿推拿的精品力作。

《保赤推拿法》凡例

凡云拿者，总言以医手在儿经穴，以用诸法也。推者，医指按经穴挤而上下之也。掐者，医指在儿经穴入而向后出也。搓者，医指在儿经穴往来摩之也。摇者，或于儿头，或于儿手，使之动也。摄者，医以两指摄儿皮，微用力而略动也。扯者，于儿皮轻轻频摄之，而频弃之也。揉者，医以指按儿经穴，不离其处而旋转之也。运者，医以指于儿经穴，由此往彼也。刮者，医以指挨儿皮肤，略加力而下也。分者，以两手之指，由儿经穴划向两边也。和者，医以两手之指，由儿两处经穴，合于中间一处也。医者于用法时，具全副善念慈心，无半点浮词躁之，则一切神而明之，存乎其人矣。

凡为推拿法，医者己之大指，不可修留爪甲，但以指头肉用力，有爪甲则为伤儿皮肤矣。医者最宜轻稳，莫致儿皮肤疼痛。

儿病重者，医人以麝香粘己指；轻者，以葱姜水浸己指，则用一切法，始可开闭窍。

推拿法须在下午半日为之。盖上半日阳气正盛，在儿关窍推拿，多不能入。

指头箕斗旋纹处有火，若治儿热症，医者可用大指尖，勿将指头箕斗纹处推拿。

是书未注明所推拿之数，以儿有大小强弱之异，病有轻重之殊。儿之大者强者，病之重者，用数多；儿之小者弱者，病之轻者，用数少。多则用几百，少者用几十。

是书原指某脏某腑，寒则用某法，热则用某法，虚者用某法，实者用某法。若素全不明医理，何能辨寒热虚实，倘或错用，亦能为害，故认症宜真。

【按语】

夏氏在"凡例"中对常用推拿手法进行了阐释，并对推拿时间、推拿次数、推拿介质、推拿者拇指施术的部位等进行了阐述。特别强调推拿者不能留指甲以免施术时损伤患儿皮肤，手法要轻快平稳；推拿施术时要全神贯注，要怀有一颗慈悲之心。"凡例"进一步说明了夏氏的确精通推拿之道。

第七节　《厘正按摩要术》

《厘正按摩要术》陈桂馨叙

按摩一法，北人常用之。曩[1]在京师见直隶满州人，往往饮啖后，或小有不适，辄用此法，云能消胀瀹，舒经络，亦却病之良方也。南人专以治小儿，名曰推拿。习是术者，不必皆医。每见版锓[2]某某氏推拿惊科，悬诸市，故知医者略而不求，而妇人女子藉为啖饭地也。岁丁亥，自都中归，访张广文、筱衫仁棣[3]于城东，远近就医者，户外屦满，室中医书数百卷，罗列纵横，为时时目涉者，案置抄本一，涂抹几遍，阅之，则《推拿要诀》也。云系丹徒张君属[4]为厘订，将醵资刊刻，广惠婴孩。张君号心樵，名言礼，前寓湖西，距余不远，间在亲串家一识之，古道可风，孰知留心医学为活人传世计耶。昔人言：不为良相，必为良医。医之良，非法不可。夫长桑、越人，书不再见，苟得古法，神而明之，即今之长桑、越人也。余不知医，犹记五六龄时，先太孺人云：余生二岁，得慢惊症，置空室中，万无生望，村外兰若一老僧，清修梵行，兼习岐黄，邀之来，急以铅粉、冰片油于左右手心各擦四十九遍，病旋起。或即此术之遗意欤！今读是书，追思往训，不禁泫然。爰怂恿筱衫，速为校正，俾早流传。是役也，倡始则心樵，厘正则筱衫，孙君犊山任参校，曹君实卿、刘君恕堂司音释，周君兰坪、王君雨亭、韩君毅庵并倡始者之哲嗣幼樵督镌刊。余既美二张之意，且乐诸君子相与有成焉，是为序。

时光绪戊子冬十一月甘泉陈桂馨椒屿氏撰

【注释】

[1] 曩：音 nǎng，从前，以往。

[2] 版锓：音 bǎn qǐn，锓，意思是指雕刻书板。版锓，意思是板锓。

[3] 仁棣：音 yén di，对年轻朋友的尊称，常用于老师称呼学生。

[4] 属：音 zhǔ，古同"嘱"，嘱咐、托付。

【注释】

陈氏首先描述了当时的推拿发展状况，北方人主要是茶余饭后，若有身体不适的情况可以通过推拿达到"消胀懑，舒经络"，祛病的目的。而在南方则主要是妇人女子从事小儿推拿，用于治疗惊证。特别回忆了自己小时候曾得重病，被谙熟推拿之术的老僧"以铅粉、冰片油于左右手心各擦四十九遍"，旋效而愈。最后叙述了该书的来龙去脉和付梓于世的人员组成。

《厘正按摩要术》孙凤翔叙

经曰：悍者，按而收之。又曰：摩之，浴之。是按摩之法，亦古人所最重者。唐有按摩生专科，今之推拿，实其遗法。顾习之者，皆妇人女子，未能尽推拿动伸之妙耳。吾郡张筱衫先生，负济世之志，肆力于医，近得周氏《推拿书》二册，系张君心樵属为厘正者，遵而用之，应手辄效。于是，订其紊乱，正其谬伪，芟[1] 其繁芜，文其鄙陋，更采先哲名言、外治良法，以附益之，辨证立法，考穴绘图，井井有条，粲然[2] 大备。诚活人之要术，保幼之新书也。越人云：人之所患患病多，医之所患患道少。医者得此书而习之，可免道少之讥。推拿家得此正传，亦不致遗殃幼小。即是穷乡僻壤，有病无医，依法治疗均能取效。行见按摩所及，著手生春，将使轩岐古法，复行于今，岂徒为周氏之功臣已哉。

光绪十有四年戊子冬十二月江都孙凤翔犊山谨识

【注释】

［1］芟：音 shān，除去。

［2］粲然：音 càn rán，形容鲜明发光，形容显著明白。

【注释】

孙氏高度评价了《厘正按摩要术》的学术价值和付梓于世的意义。

《厘正按摩要术》张振鋆叙

岐黄疗病之法，针灸而外，按摩继之尚矣，后世失其传而易为推拿之说。每见野叟老妪，不知经络为何，穴道为何，表里寒热虚实病症为何，温清补泻汗吐下和治法为何，而概以随手推抹，名曰抹惊；或妄灌以自制丸散，以致小儿夭枉[1]无算，恻然[2]心伤。窃念小儿脏腑柔脆，一触风寒暑湿燥火之气，或痰滞，或食积，最易惊厥，是为急惊，吴鞠通所谓"客忤痉"也。其重者有慢惊一证，应如何辨证，如何治法，此余所惴惴焉不克胜任者。方脉一科，望闻问切，秦越人谓为圣神工巧。前贤临证，所重在问。苏内翰[3]东坡云：我有病状，必尽情告医。我求愈病耳，岂以困医为事哉？脉理深邃[4]，变幻多端，按二十七部脉，即以定千变万化之证，谈何容易。且仲师[5]有从脉不从证、从证不从脉之论，尤须有灵机活法，今昔所慨以为难也。况小儿昔称哑科，脉无可切，证无可问，即仅以望闻得之，神圣之事，岂末俗庸流所能望其项背者。然辨证虽难，而又不得不辨，辨而后又不得不设法以治也。国初龚云林《推拿全书》，图注不明，无门可入。夏禹铸《幼科铁镜》亦略有可采，亟亟焉求按摩之术而未获者。京江张心樵先生，抱利济之怀，濡迹[6]廛市[7]，搜采方书。因见族弟地山善推拿，立起沉疴，始则婴儿，继而男妇，治无不效。秘其术不一传，既羡之而又恶之。羡其术之精，恶其术之吝也。不幸干造物之忌，地山遂殁。先生托族谊，寓其家，遍翻架上书，得《推拿秘诀》二册，归而录之。藏二十年，以待识者厘订，传世兼济世也。丁亥夏，以所录者谆谆属余任是役。自首至末凡五阅，始悉此书乃明万历楚人周于蕃所著《推拿要诀》，付梓者三，但次序错乱，辞语鄙陋。传曰：言之无文，行而不远，以故坊间不多见，原本浸失[8]，只留抄本于先生之族。

因以善其术，先生年七十矣，促余蒇[9]其事，以偿其愿。余不敢辞，乃于重复者汰之，繁芜者删之，颠倒者理之，俚俗者易之，更博采旁搜，附会以明之，颜曰《厘正按摩要术》，一志其原，一补其阙也。编次以辨证为先，立法为后，历半载而就，以应先生之命，且以见先生慈惠居心。《书》曰：惠迪吉[10]。《易》曰：积善余庆[11]。为先生操左券焉，谨志其颠末如此。

时维光绪十四年戊子冬月宝应[12]惕厉子[13]

张振鋆原名醴泉筱衫题于邗上[14]旅次[15]

【注释】

［1］夭枉：短命早死。

［2］恻然：哀怜的样子，悲伤的样子。

［3］苏内翰：即苏轼（1037～1101），字子瞻，号东坡居士，北宋最著名的文学家。唐宋时称翰林为内翰。

［4］深邃：深远、深奥的意思。

［5］仲师：指张仲景。

［6］溷迹：溷：音 hùn，肮脏，混浊。溷迹：混迹。

［7］廛市：音 chán shì，意思是市廛，商肆集中之处。

［8］浸失：逐渐失传。

［9］蒇：音 chǎn，本意是完成，解决。

［10］惠迪吉：顺着正道就吉祥。

［11］积善余庆：积德行善之家，恩泽及于子孙。

［12］宝应：江苏宝应县。

［13］惕厉子：张振鋆号惕厉子。

［14］邗上：扬州辖地。

［15］旅次：军队驻扎。

【按语】

张氏该"叙"首先指出了当时小儿推拿的现状，从事者大多为不明医理的野叟老妪，推拿名曰"抹惊"，故不乏失治误治。然后叙述了编撰该书的来龙去脉，特别点评了龚云林的《推拿全书》，图注不明，无门可入；夏禹铸的

《幼科铁镜》亦略有可采；周于蕃所著的《推拿要诀》，临证用之每获良效，但也存在"次序错乱，辞语鄙陋"的瑕疵。张氏对其重新整理编撰，历半年的时间完成书稿。从张氏的"叙言"我们可以清楚地了解到《厘正按摩要术》一书源于周于蕃所著的《推拿要诀》，它是一本小儿推拿精品著作，后世诸多小儿推拿流派源于此。

《厘正按摩要术》推面部手部次第

推坎宫二十四次，推攒竹二十四次，运太阳二十四次，运耳背高骨二十四次。掐承浆一下，掐两颊一下，掐两听会一下，掐两太阳一下，掐眉心一下，掐人耳一下，提两耳尖三下。推虎口三关，推五指尖，焠五指尖，运八卦，分阴阳，推三关、六府，用十大手法，运斗肘，为按摩不易之法。

《厘正按摩要术》推面部次第

右大指蘸葱姜汤，由眉心推至囟门十六次，随用两大指施汤，由天庭分推两额，并太阳、太阴各三十六次，又以大指掐印堂五下，囟门三十六下，随用大指面左右揉转各三十六次，掐百会穴三十六下，山根、鼻准、人中、承浆各三十六下，随于各穴亦各揉三十六次，再于主治之穴从而按摩之，自能除风痰，去寒热。其妙在适脏腑，行气血，治经络，庶无塞而不通之病。

《厘正按摩要术》张振鋆对于推法所做的按语

按：掐由甲入，用以代针。掐之则生痛，而气血一止，随以揉继之，气血行而经络舒也。推须着力，故推必蘸汤，否则有伤肌肤。掐从按法出，推从摩法出。搓、摇、揉、运，是较推法之从轻者，亦无不从摩而出。按少而摩多者，均以宣通为得其法也。

【按语】

张氏依次阐释了掐法的操作与作用，推必蘸汤的原因；掐法与按法的关系，推法以及搓、摇、揉、运法与摩法的关系。这与现代中医推拿按照手法的运动学特征和手法的动力学特征所做的手法分类相一致。

第五章　民国时期小儿推拿医籍选读

第一节　《推拿抉微》

《推拿抉微[1]》自序

余少壮多病，旋即弃儒业医，研究《内》《难》《伤寒》诸书，固非谙于小儿各科者也。然以幼科之求治者，余每以延医大人之法治之，亦恒著效。是小儿之柔嫩脏腑，除不堪消受重剂药外，未始与大人相异者矣。惟以儿性各殊，有可服药与不可服药之区别。余以感受此种困难，屡思征求其他捷易方术。旋闻里南有陶石庵者，工推拿之法，余心焉慕之，间亦演习此术，以手代药。然所购推拿各书，仅有《铁镜录》《推拿广意》《保赤推拿》数种。夏禹铸之《铁镜录》，症治粗具，而其推拿各法，未免过于简陋。陈紫山之《推拿广意》，略备推拿，而其各种惊症，未免过于荒谬。夏英白之《保赤推拿》，法简明矣，术精确矣，而其认症用药诸法，俱属阙如。以之治疗幼科，又安可视为若操左券[2]乎？余鉴于此中得失，蓄志重为编著者，已非一日。而以时不我假，卒未如愿。乙丑冬，蒋师阰[3]守信阳，余以困居城内，无所事事，始获从事编著。月余，城围解，时间既少，脱稿尤难。丙寅夏，抵汴垣[4]，届冬历春夏迄秋，年又十一阅月[5]，方能脱稿。噫！是书之成也，虽参证各家，拉杂成篇，不无瑕疵可指，而此心此志，总冀于世不无小补云耳。

民国十七年戊辰河南信阳涂蔚生序于汴垣医室

【注释】

［1］抉微：发掘事物的隐微。

［2］操左券：比如成功有把握。

［3］阨：同"厄"，据守。

［4］汴垣：河南开封。

［5］阅月：经一月。

【按语】

从涂蔚生"自序"中可以了解到该书是其在河南信阳着手编著，历时 2 年于 1927 年秋成稿于开封城。涂氏对《铁镜录》《推拿广意》《保赤推拿》进行了简明扼要的点评。其对《保赤推拿》的推拿内容给予了"法简明、术精确"的高度评价，对我们学习小儿推拿文献有借鉴意义。

《推拿抉微》张士杰序

涂君蔚生，余之忘形友也，性介直，有奇志，好学能深思。民国五年，毕业于豫南师范学校，方将展其所学，以显于世，卒以落落愤时，退居闾里[1]，日沉潜乎典籍，观摩乎金石，咏诵挥洒之余，间亦涉猎医药百家之书。适其时地方苦疾疫，而乡曲少医药，君试其术以治人，无不活，遂慨然以为士之欲求有济于世也，须得其时。彼禹稷益弃，不逢盛世，则一匹夫，而与草木同腐耳。岂若仓公、扁鹊之伦，树德当时，流惠后世之易哉！于是益致力于医，极深研几，苦心孤诣，举凡《黄帝素问》之秘，雷公、岐伯之奥，无不尽其玄妙，穷其幽邃。其术益精，其活人益众，蒙赐者皆已口勒[2]而心铭矣，固无庸余言以为重轻也。丙寅春，以事来梁[3]，知好或劝之悬壶，君谓一人之力有限，所活无多，乃以幼科哑症，书之善本，世无良医，慭[4]焉忧之，拟先编订救世，然后考正群书。今年夏，《推拿抉微》书成，嘱为之序。余谓君集各家之名言，本历年之经验，阐幽抉微，多所发明，信可谓赤子之宝筏[5]，幼儿之福星。然尚愿君之推此志也以往，将泽加天下，不仅以医名也。

戊辰六月二十日同邑牧芸张士杰谨序

【注释】

[1]闾里：古代城镇中有围墙的住宅区。

[2]勒：此处当为"嘞"，音 lē，方言唠叨的意思。

[3]梁：指汴梁，即河南开封。

[4]怒：音 nì，忧思；伤痛。

[5]宝筏：音 bǎo fá，佛教语，比喻引导众生渡过苦海到达彼岸的佛法。

【注释】

张氏的"序言"与涂氏的"序言"共同佐证了本书编著的来龙去脉及编著此书的初衷，也从另一个侧面反映了涂氏的推拿医术高超。

《推拿抉微》凡例

本书以选择精细之推拿法，加以注释为主题，故定名曰《推拿抉微》。

本书推拿法之属性，均系摘录息县夏英白先生者，因其法简而明，较他书为独优美故也。

夏英白之推拿法，虽系精纯，而其认证用药诸法，具属阙如，尚为未尽美善。故本书以采摘各家认证诸法为补助，以成全璧。

本书虽系采择前贤认证用药之精华，而前贤间有未臻完善者，则余参以己见，务使其认证精确，治法完善，以免婴儿夭札。

余之风症、惊症诸谈，颇为前贤所未道及，均系从实验中得来。而实验中之所以得来，则完全根据脏腑生化之理，加以真确之论断，与凭空思索者，绝相悬殊。以之治儿固可，以之治大人亦无不可。

绘图注穴，为审视治疗法之第一要着。而前之小儿诸书，所绘头面诸穴，均极错误，不可根据。本书则务使图精穴确，易于明了，以免习医者徒事疑虑，毫无定凭。

本书所绘头面诸图，业医者必须平素详为审阅，记忆纯熟庶免临症含糊，至演手忙脚乱，无所适从之患。

本书虽未将小儿一切症治，尽行列入，而其主要症治，已算括其概略，业医者固可作为参考，而举凡养儿各家，亦可各置一本，以备临时选用。

推拿法虽发明多年，而乡间愚夫愚妇，以未耳闻目及，每生疑畏。我等如值此疑难地位之时，则须详为解释，使其胸襟冰释，我方得尽是术。至解释之法，则在略曰：人之头面手掌诸穴，与内部脏腑，均相连系。脏腑是其根本，诸穴是其苗叶，小儿肉既嫩脆，推其苗叶，根本自易牵动云。

本书所有一切药之分量，俱以小儿六岁时为标准。若儿未满六岁，或已超过六岁以上者，俱可以此标准增加或减少。

本书凡系摘取某某人者，即将某某人名字列入，冠其节论之首，恐系掩人之长，正所以炫已短也。

【按语】

从该"凡例"中我们可以了解到本书的特点及其与前贤推拿著作的区别。特别是书中对风证、惊证的阐述，来自于作者亲身经历的临床经验，颇有见地。

第二节　《增图考释推拿法》

《增图考释推拿法》序二

《保赤推拿法》一书，吾豫先哲夏祥宇先生所著也。先生新息望族，世精推拿，制艺之余深加研求，后宦游江南，掌育婴堂事，遂昕夕[1]与小儿相周旋，而先生之术于斯得以阐明，解组之日犹惓惓于斯，遂毅然公诸世，付之手民[2]，即此本也。言简意赅，辞句清晰，盖便于通俗也。丁卯[3]春余于汴市[4]购得，复取他本校之，精核之处均无过于是者。终以手法未谙，施治为难。乡前辈何子厚先生幼科专家，夙精斯术。十数年前，余家童稚辄求诊先生，施术之际，余每侍侧得细观手法，犹忆暴喘之症应手获效。奈当时尚未有志于医也，今则略窥途径，而入室无门遂师事焉。幸先生不弃鲁钝，详为指示运用窍诀，剖解周至，因此余得以勤习焉。即以此书为蓝本，每习一法，即于此法下增绘一画其穴道部位之缘。用针灸辄均为考释，骨络神经之名称亦附注焉。至参校他本之异同，咸注书眉，盖公余之课程也。期年[5]之内，寒暑未间一日，出呈何师，嘉许之下并纵惠问世，固辞[6]未获，遂灾枣梨[7]。按：推拿之术，方书不载，昉[8]自何时，创自何人，历代无考。然其用经穴名称颇与针灸相同，或针灸之流亚[9]欤[10]！后人有谓即正骨之法，按摩之术未敢遽信[11]。盖按摩，正骨行使之时不必寻经络穴道之所在，随处施法，正乃灸法所谓浑身疼痛疾非常不定，穴中细审量者也。近世东西各国颇盛行之，其推拿之意非推拿之法。陈紫山《推拿广意》总论云：幸仙师深悯赤子之夭折，多缘调御之未良，医治之无术，秘授是书，神功莫测。沉离浮坎而使水火既济，泻实补虚而使五行无尅，诚育婴之秘旨，保赤之宏功也。观此可知本源之无考矣，要之由来已久，运针灸之理而引伸其意，古之习针灸者大都兼能。昔扁鹊至秦而为小儿医，恐亦娴于斯术者。降及赵宋，妇、幼各分专科而斯术遂亦与针灸分立。后以村妇、俗夫传授不得其人，几至断丧。清代为朴学[12]昌明之世，推拿之术复为时重，经夏禹铸父子之苦心阐发而成《幼科铁镜》一书。余楙[13]苦《铁镜》之繁杂而删节之，著《推拿述略》。骆如龙之《推拿秘书》则演之《铁镜》，复增新意，然手法无多，症治难备，仅可用作参考，不便初学。《推拿易知》，著者名佚，实即《广意》原文略加炉造者，无所发明。他如《推拿全书》《推拿指掌》《幼科推拿术》《推拿探源》等书，非浮阔无拒，即症治难验，要之不堪实用，故流行不广。至近代作者恐祥宇先生一人而已，斯术之不易直如此耳。先生之传余已商请纂入豫志，此书亦并用焉，藉作宣扬。敬舆不敏，尝有志于儿科，而斯术尤为儿科之臂助。故敢将先哲秘法作系统之整理，并博采旁求而考释之，非欲自诩，实心存幼幼耳。

壬申夏初育庐主人许敬舆公严甫识。

【注释】

[1] 昕夕：朝暮，谓终日。

[2] 手民：古时仅指木工，后指雕板排字工人。

[3] 丁卯：1927 年。

[4] 汴市：河南开封。

[5] 期年：音 jī nián，一年。

［6］固辞：坚决推辞。

［7］灾枣梨：形容滥刻无用不好的书。

［8］昉：音 fǎng，起始。

［9］流亚：同一类的人或物。

［10］欤：疑问语气助词。

［11］遽信：遽，音 jù，急，仓猝。信，信任。遽信，轻易信任的意思。

［12］朴学：本指上古朴质之学。后泛指儒家经学。

［13］㮇：音 máo，古书上说的冬天成熟的一种桃。这里同"茂"，盛、大的意思。

【按语】

从许敬舆公的"序"中，可以得知许氏学习推拿的渊源，其推拿术为跟随同乡前辈何子厚先生所学。许氏对所见推拿书籍进行了点评，个人尤崇尚《保赤推拿法》一书，故对此书进行了精心增补绘图。纵观《增图考释推拿法》一书，上卷为《推拿法》，阐述《保赤推拿法》86种推拿操作法，每法均增绘一图，标明穴位所在，或附以《推拿易知》等书异同之按语；下卷为《经穴部位考释》，分列43个小儿推拿常用穴位的别名、定位、主治、针灸法。书中的许氏增释颇有创新，指出《保赤推拿法》的推拿次第以"分阴阳"为先，认为小儿病症乃气血不和之故，但小儿诸证并非均是气血不和，故施术之初宜以开窍始，而将"开天门"法列为推拿常例之首；又认为小儿百脉齐会于掌间而与成人有异，故有"（小儿）推拿不施于十龄之外"之说；尤以注明穴位所在的动静脉和神经分布为当时所罕见。

第六章　小儿推拿常用穴位文献选读

第一节　头面部穴位

1. 天门（攒竹）

位置：在天庭下，两眉中间至前发际成一直线。

《小儿按摩经》："在两眉头小陷宛宛中。"

《小儿推拿广意》："推攒竹，医用两大指自儿眉交替往上直推是也。"

《推拿三字经》："推法：用葱姜汁浸染医手入大指尖，从眉心自天门穴直推二十四数，大人推此二百四十数，再拿列缺出汗甚速，因一年二十四气也。"

《保赤推拿法》："开天门法，凡推，皆用葱姜水，浸医人大指，若儿病重者，须以麝香末粘医人指上用之。先从眉心向额上，推二十四数，谓之开天门。"

《厘正按摩要术》："推攒竹，攒竹在天庭下，蘸汤由小儿眉心交互往上直推。""推攒竹法：治外感内伤均宜。医用两大指，春夏蘸水，秋冬蘸葱姜和真麻油。由儿眉心，交互往上推。"

《推拿指南》："此法亦名开天门，治外内伤，无论何症于推坎宫后，须推之。""攒竹穴，一名始光，亦名光明，在额处，用两大指侧，由两眉之中，交互向上直推之。"

2. 坎宫

位置：在两眉上，自眉头至眉梢成一线。

《小儿推拿广意》："推坎宫，医用两大指自小儿眉心分过两旁是也。"

《厘正按摩要术》："推坎宫，坎宫在两眉上。""推坎宫法，治外感内伤均宜。医用两指，春夏蘸水，秋冬蘸葱姜和真麻油，由小儿眉心上，分推两旁。"

3. 天庭

又名：神庭、上天心、大天心、天门、三门。

位置：头部正中线，入前发际 0.5 寸，属督脉。

《幼科铁镜》："再自天庭至承浆，各穴掐一下，以代针法……"

《幼科推拿秘书》："揉上天心，上天心者，大天心也，在天庭中，小儿病目，揉此甚效。以我大指按揉也，口眼歪斜，亦必揉此。""天庭穴，即天门，又名三门。"

《推拿三字经》："又自天庭至承浆各捣一下，以代针法。"

《保赤推拿法》："掐天庭穴至承浆穴法……再于天庭、眉心、山风、延年、准头、人中、承浆各穴皆用大指甲一掐。天庭在额上，眉心在两眉夹界，山风在鼻洼，延年在鼻高骨，准头在鼻尖，人中在鼻下，承浆在口下低处。"

《厘正按摩要术》："天庭青暗主惊风，红主内热，黑则无治。"

《增图考释推拿法》："天庭：神庭……主风痫癫急，角弓反张，不识人，头风目眩，足太阳督脉之会，为前头筋分布，前头神经即三叉神经第一支也。"

4. 天心

位置：在额正中，印堂之上，天庭略下之处。

《小儿推拿广意》正面诸穴之图所示：天心在印堂之上。

《幼科推拿秘书》："天心穴，在额正中，略下于天庭。"

5. 眉心

又名：印堂、大天心。

位置：在两眉内侧端连线中点处。

《扁鹊神应针灸玉龙经》："在两眉间宛宛中。"

《小儿推拿方脉活婴秘旨全书》："慢惊风……掐住眉心良久……香油调粉推之。"

《小儿推拿广意》："印堂青色受人惊，红白皆由水火侵，若要安然无疾病，镇惊清热即安宁。"

《厘正按摩要术》："印堂青，主惊泻……"

《万育仙书》："大天心在眉中心。"

《推拿抉微》："两眉中间为眉心，又名印堂。"

6. 山根

又名：山风、二门

《幼幼新书》："山根—青色（主发热生惊）""第二次受惊山根上青脉是也。"

《幼科推拿秘书》："山根在两眼中间、鼻梁骨，名二门。"

《幼幼集成》："山根青黑，每多灾异。山根，足阳明胃脉所起，大凡小儿脾胃无伤，则山根之脉不现；倘乳食过度，胃气抑郁，则青黑之纹，横截于山根之位，必有延绵啾唧，故曰灾异。"

《保赤推拿法》："掐天庭穴至承浆穴法，于分太明、太阳二穴后。再于天庭、眉心、山风、延年、准头、人中、承浆各穴，皆用大指甲一掐。天庭在额上，眉心在两眉夹界，山风在鼻洼，延年在鼻高骨，准头在鼻尖，人中在鼻下口上，承浆在口下低处。"

《厘正按摩要术》："山根为足阳明胃之脉络，小儿乳食过度，胃气抑郁，则青黑之纹横截于山根，主生灾。""病人鼻尖山根明亮，目眦黄者病欲愈。"

《推拿指南》："山根穴在鼻洼处。"

《推拿抉微》："鼻洼为山风，鼻正中骨为延年。"

7. 年寿

又名：延年。

位置：在山根下，鼻上高骨处，准头上。

《小儿推拿广意》："治鼻干，年寿推下两宝瓶效，或曰多推肺经，以鼻乃肺窍故也。""年寿微黄为正色，若平更陷夭难禁，忽然痢疾黑危候，霍乱吐泻黄色深。"

《幼幼集成》："年寿赤光，多生脓血。年寿，鼻梁也，赤光侵位，肺必受伤，气不流行，则血必凝滞，将有脓血之灾。"

《保赤推拿法》："掐天庭至承浆法……延年在鼻高骨……"

8. 准头

又名：鼻准、素髎。

位置：鼻尖端，属督脉。

《小儿推拿广意》："鼻头无病要微黄，黄甚长忧入死乡，黑色必当烦死，灵丹何必救其殃。"

《幼科推拿秘书》："准头，名年寿，即鼻也。"

《保赤推拿法》："掐天庭至承浆法……准头在鼻尖，……"

《增图考释推拿法》："准头，素髎……"

9. 太阳

位置：眉梢与眼外角中间，向后约 1 寸凹陷处，为奇穴。

《推拿仙术》："拿两太阳穴，属阳明经，能醒。"

《小儿推拿广意》："运太阳，往耳转为泻，往眼转为补……""太阳青色始方惊，赤主伤寒红主淋，要识小儿疾病笃，青筋直向耳中生。""太阳二穴属阳明，起手拿之能醒神……"

《幼科推拿秘书》："额角，左为太阳，右为太阴。"

《保赤推拿法》："分推太阴穴太阳穴法：于开天门后，从眉心分推至两眉外梢，太阴、太阳二穴，九数。太阴穴在右眉外梢，太阳穴在左眉外梢。""揉太阴穴法：治女，揉太阴穴发汗，若发汗太过，揉太阳穴数下以止之。治男，揉太阴穴，反止汗。""揉太阳法：治男，揉太阳穴发汗，若发汗太过，揉太阴穴数下以止之。治女，揉太阳穴，反止汗。"

《厘正按摩要术》："太阳青，主惊风，……"

10. 囟门

又名：信风、信门、囟会。

位置：前发际正中直上 2 寸，百会前骨陷中，属督脉。

《千金翼方·卷十一·小儿》："治小儿鼻塞不通有清涕出方……又摩囟上。"

《小儿推拿方脉活婴秘旨全书》："鲫鱼惊：因寒受风，痰涌结，喉气不绝，口吐白沫，四肢舞，眼白。用灯火煅虎口各一燋，信门四燋，口角上下四燋，心演内一燋，脐下一燋。"

《小儿推拿方脉活婴秘旨全书》："脐风惊，多在三朝一七内发，王脏冷寒，肚腹作胀，两口角起黄丹，口内、心演有白泡疮，挑破出血，效。灯火煅信门四燋，喉下一燋，心平三燋。"

11. 迎香

又名：井灶、洗皂、宝瓶。

位置：鼻翼旁 0.5 寸，鼻唇沟中，属手阳明大肠经。

《小儿按摩经》："口眼俱闭，迎香泻。"

《秘传推拿妙诀》："遇小儿作寒作热，或鼻流清涕，或昏闷，一应急慢惊风等症，用葱姜汤，医以右手大指面蘸汤于鼻两孔，着实擦洗数十次，谓之洗井灶，以通其脏腑之气……"

《小儿推拿广意》："治鼻干，年寿推下两宝瓶效，或曰多推肺经，以鼻乃肺窍故也。"

《推拿三字经》："流清涕，风寒伤，蜂入洞，鼻孔强，若洗皂，鼻两旁，向下推，和五脏，女不用，八卦良（不用洗皂之穴，运八卦，亦和五脏）……"

《厘正按摩要术》："井灶，鼻两鼻孔。"

12. 人中

又名：水沟。

位置：位于头面前正中钱，人中沟上 1/3 与下 2/3 交界处，属督脉。

《肘后备急方》："救卒中恶死……令爪其病人人中，取醒……"

《幼科推拿秘书》："水沟，在准头下，人中是也。"

13. 牙关

又名：颊车。

位置：下颌角前上方 1 横指，用力咬牙时，咬肌隆起处，属足阳明胃经。

《小儿按摩经》："牙关紧，颊车泻。"

《厘正按摩要术》："按牙关，牙关在两牙腮尽近耳处。用大中二指对过着力合按之，治牙关闭者即开。"

14. 耳门

又名：风门。

位置：在耳屏上切迹之前方，张口凹陷处，属手少阳三焦经。

《小儿推拿方脉活婴秘旨全书》："天吊惊，眼向上不下，将两耳珠望下一扯，一掐，即转。"

《幼科推拿秘书》："风门，在两耳门外。"

《厘正按摩要术》："风门即耳门，在耳前起肉当耳缺陷中……""风门在耳前，少阳经所主，色黑则为寒为疝、色青为燥为风。"

《推拿指南》："风门穴，在耳心旁陷中，开口取之。"

15. 高骨

又名：耳后，耳后高骨，耳背，耳背高骨。

位置：耳后入发际，乳突后缘下陷中。

《推拿仙术》："拿耳后穴，属肾经能去风。"

《小儿推拿广意》："耳背穴原从肾管；惊风痰吐一齐行……""运耳背骨图：医用两手中指、无名指揉儿耳后高骨二十四下毕，掐三十下。"

《厘正按摩要术》："运耳背高骨，用两手中指、无名指揉运耳后高骨，二十四下毕，再掐三下，治风热。"

第二节　上肢部穴位

1. 脾经

又名：脾土。

位置：拇指末节罗纹面或拇指桡侧缘从指端至指根。

《小儿按摩经》："脾土，曲指左转为补，直推之为泻，饮食不进人瘦弱，肚起青筋面黄，四肢无力用之。"

《小儿推拿方脉活婴秘旨全书》："肝经有病人多痹，推动脾土病能除。""脾经有病食不进，推动脾土病必应。""命门有疾元气亏，脾土太阳八卦为。""胆经有病口作苦，只从妙法推脾土，胃经有病寒气攻，脾土肺金能去风。""脾土曲补直为清，饮食不进此为魁，泄痢羸瘦并水泻，心胸痞满也能开。""大指属脾，掐脾一节，屈指为补。小儿虚弱，乳食不进。"

《推拿仙术》："脾土有推补之说，以医人用左手大、食二指拿病者大指巅，总是男左女右，直其指而推，故曰推，取消食之意。屈其指而推，故曰补，取进食之意。虽有推补之名，则皆谓之推也。""唇白气血虚，补脾土为主。""推脾土，饮食不进，瘦弱肚起青筋用之。""补脾土，饮食不消，食后作饱胀满用之。""自脾土推起至肾止，此泻，自肾水推起至脾土，止痢。""掐大指面巅，迷闷气吼、干呕用之。""遍身潮热，乳食所伤，推脾土，肾水为主。"

《秘传推拿妙诀》："气吼虚热，面白唇红，补脾土推肾水为主。""肚胀气虚，血弱，补脾土，分阴阳为主。""青筋裹肚有风，补脾土，掐五指节为主。""吐乳有寒；分阴阳推脾土为主。""四肢向后，推脾土、肺经，摆尾为主。""两眼看地，补脾土，推肾水，擦四横纹为主。""脾土，补之省人事，清之进饮食。"

《幼科铁镜》："大指面属脾……曲者旋也，于指正面旋推为补，直推至指甲为泻……"

《幼科推拿秘书》："大拇指属脾土。脾气通于口，络联于大指，通背右筋天枢穴，手列缺穴，足三里穴。""揉运脾土，男右手补，女左手运为补，或屈大指侧推到板门，以补脾土，立进饮食。""推脾土，脾土在大拇指上罗纹。推脾土以补为主，清之省人事，补之进饮食。""揉掐脾经穴法；脾经即大指尖，左旋揉为补，治小儿虚弱，饮食不进，肚起青筋，面黄，四肢无力。若向下掐之，为泻，去脾火。"

《推拿三字经》："看印堂……言五色，兼脾良，曲大指，补脾方，内推补，外泻详，大便闭，若泻燥，外泻良，泻大肠，立去恙。""脱肛者，肺虚恙，补脾土，二马良，补肾水，推大肠（来回推），久去恙……""嘴唇裂，脾火伤，眼胞肿，脾胃恙，清补脾，俱去恙，向内补，向外清，来回推，清补双……"

《推拿捷径》："掐后以揉法继之，治饮食停滞，腹起青筋，应掐脾土，其穴在大指第一节，兼运法以治之。""治浮肿，应推补脾土，及阴阳肾水等穴。"

《万育仙书》："掐脾土，医用大指、二指拿儿大指尖，直其指而推，曰推，可消乳食。屈其指而推曰补，可进乳食。""脾土，在大指根节，从梢推至三关，谓之清……将大指屈了，从三关推至大指尖，谓之补。"

2. 胃经

位置：拇指掌面近掌端第一节。

《小儿推拿方脉活婴秘旨全书》掌面诸穴图所示："脾胃在大指掌面第二节。"

《小儿推拿广意》阳掌之图所示：大指端为脾，大指掌面二节为胃。

《幼科推拿秘书》："运水入土，泄，土者胃土也，在板门穴上，属艮宫……"

《推拿三字经》："霍乱病，暑秋伤，若上吐，清胃良，大指根，震艮连，黄白皮，真穴详。凡吐者，俱此方；向外推，立愈良，倘泻肚，仍大肠……""胃穴，自古无论之也，殊不知其治病甚良；在板门外侧黄白皮相毗乃真穴也，向外推治呕吐、呃逆、哟咽、气噎等症甚速。"

《厘正按摩要术》："大指端脾，二节胃。"

3. 少商

位置：拇指桡侧甲角，约 0.1 寸许，属手太阴肺经。

《小儿推拿方脉活婴秘旨全书》："掐大指少商穴，治湿疟痰痢。"

《保赤推拿法》："此穴在手背大指甲，向上内侧，离指甲如韭叶许，掐之，治湿痰疟痢。"

4. 肝经

又名：肝木。

位置：食指末节罗纹面。

《小儿按摩经》男子左手正面之图所示：肝在无名指第三节。女子右手正面之图所示：肝在无名指第二节。

《小儿推拿广意》"肝木，推侧虎口。止赤白痢水泄，退肝胆之火。"

《幼科铁镜》正面图所示：肝在无名指第二节，而《小儿推拿广意》阳掌之图所示：食指端为肝木。

《幼科推拿秘书》："大拇指下一指，名为食指，属肝。肝气通于目，络通于食指，通于小天心穴，足大溪穴。"

《推拿三字经》："看印堂……色青色，肝风张，清则补，自无慈。""肝穴在食指端，为将军之官，可平不可补，补肾即补肝。"

《厘正按摩要术》："推肝木，肝木即食指端。蘸汤侧推之，直入虎口，能和气生血。"

5. 心经

又名：心火。

位置：中指末节罗纹面。

《小儿按摩经》："掐心经，二掐劳宫，推上三关，发热出汗用之。如汗不来，再将二扇门揉之、掐之，手心微汗出，乃止。"

《秘传推拿妙诀》："哭声号叫，推心经，分阴阳为主。""哭声不出，清心经，分阴阳，掐威灵为主。""手抓人，推心经为主。""一掣一跳，推心经，掐五指节，补脾土为主。"

《小儿推拿广意》："心火，推之退热发汗；掐之通利小便。"

《幼科推拿秘书》："中指名为将指，属心，心气通于舌，络联于将指，通背左筋心俞穴、手中冲穴、足涌泉穴。""中指独冷是疹痘，不推。""推心火，凡心火动，口疮弄舌，眼大小眦赤红，小水不通，皆宜推而清之。至于惊搐，又宜清此。心经内一节，掐之止吐。"

《保赤推拿法》："推掐心经穴法：心经即中指尖，向上推至中指尽处小横纹，行气通窍，向下掐之，能发汗。""从中指尖推到横门穴，止小儿吐。"

《推拿三字经》："看印堂……色红者，心肺恙，俱热症，清则良，清何处，心肺当……""心、膻中二穴在中指端，心血亏者，上节来回推之，清补乃宜，不可妄用，有火天河水代之，无虚不可补。"

《厘正按摩要术》："掐心经，心经在中指第一节，掐之治咳嗽……"

《万育仙书》："心经系中指梢节。""掐心经……将大指掐本穴，次掐内劳宫，推三关，此三经发热出汗用之。"

《增图考释推拿法》："心经，中冲……"

6. 中指

《小儿按摩经》："横门刮至中指一节掐之，主吐；中指一节内推上，止吐。""手背刮至中指一节处，主泻。中指外一节掐，止泻。""小儿咳嗽，掐中指第一节三下，若眼垂，掐四心。"

《小儿推拿方脉活婴秘旨全书》："掐中指一节及指背一节，治咳嗽。"

《秘传推拿妙诀》："推中指手法图说：凡推各指，俱以大指、无名指拿住指梢，以食、中二指托其指背面，从其指面推之。"

《小儿推拿广意》："中指节，推内则热，推外则泻。"

《厘正按摩要术》："推中指法：治寒热往来，医用左手大指、无名指拿儿中指，以中指、食指托儿中指背，蘸汤以右大指推之。""掐之，治咳嗽、发热、出汗。"

《推拿指南》："此法治寒热往来，用左手大、名二指持儿中指尖，以中、食二指托中指背后，用右大指外侧在儿中指面推之，男左女右。""掐揉中指节法：此法能止泄泻，中指节，即中指正面第二节，先用右大指甲掐之，后用右大指面揉之，男左女右。"

《推拿抉微》："从中指尖推到横门穴，止小儿吐。"

7. 黄蜂

位置：中指根两侧。

《万育仙书》："黄蜂入洞治阴症，冷气冷痰俱灵应。黄蜂穴在中指根两边，将大指掐而揉之。"

8. 肺经

又名：肺金。

位置：无名指末节罗纹面。

《小儿按摩经》："掐肺经，二掐离宫起至乾宫止，当中轻，两头重，咳嗽化痰，昏迷呕吐用之。"

《小儿推拿方脉活婴秘旨全书》："肺受风寒咳嗽多，可把肺经久按摩。""无名属肺，掐肺一节及离宫节，止咳嗽，离至乾中，要轻。"

《推拿仙术》："口吐白沫有痰，推肺经为主。""不言语是痰迷心窍，推肺经为主。""鼻流清水，推肺经为主。""到晚昏迷，推肺经为主。""眼黄有痰，清肺经，推脾土为主。"

《秘传推拿妙诀》："口歪有风，推肺经，掐五指节为主。""到晚昏迷，推肺经为主。""哭声不出，推肺经，掐四横纹为主。"

《小儿推拿广意》："肺金，推之止咳化痰，性主温和。"

《幼科推拿秘书》："小指上一节名为无名指，属肺，肺气通于鼻，络联于无名指，通胸前膻中穴，背后风门穴。""正推向外泄肺火"，"侧推向里补肺虚。""推肺金……凡小儿咳嗽痰喘必推此，惊也必推此。"

《保赤推拿法》："掐揉肺经穴法：肺经，即无名指尖。向下掐之，去肺火，左旋揉之，补虚。"

《推拿三字经》："肺经正穴在无名指端，自根至梢，可清不可补。呼之则虚，吸之则满矣。"

《厘正按摩要术》："无名指端肺、三节包络。"

《万育仙书》："肺经在食指梢节，先掐后揉。"

9. 三焦

位置：中指第三节或中指第二节。

《小儿按摩经》男子左手正面之图所示：三焦在中指第三节。女子右手正面之图所示：三焦在中指第二节。

《小儿推拿广意》："推三焦，治心气冷痛。"

《幼科铁镜》手掌正面图示：三焦在中指第二节。

《幼科推拿秘书》："治心气冷痛，宜揉三焦。"阳掌脾土肝木心火肺金肾水图示：三焦在中指第三节。

10. 肾经

又名：肾水

位置：小指末节罗纹面。

《小儿按摩经》："掐肾经，二掐小横纹，退六府，治大便不通，小便赤色涩滞，肚作膨胀，气急，人事昏迷，粪黄者，退凉用之。"

《小儿推拿方脉活婴秘旨全书》："小指属肾，掐肾一节，小横纹，大横纹，退六腑，治小便赤涩。""肾经有病小便塞，推动肾水即救得。""膀胱有病作淋疴，肾水八卦运天河。""肾水一纹是后溪，推上为补下为清，小便闭塞清之妙，肾经虚便补为奇。"

《推拿仙术》："眼不开，气血虚，推肾水为主。"

《秘传推拿妙诀》："眼白，推肾水，运八卦为主。"

《万育仙书》："肾水在小指梢节。""掐肾经：小指根推至中指根止，清小便赤涩。从六府下推至小指尖曲处为补，小便短少，眼白青色用之。一掐肾，二掐小横纹，退六府，治小便赤涩。掐肾水下节，并大横纹，退六府，退潮热。"

《小儿推拿广意》："肾水，推之退脏腑之热，清小便之赤，如小便短，又宜补之。""小便黄赤，可清之。治宜清肾水，自肾指尖推往根下为清……"

《幼科铁镜》："肾水小指与后溪，推上为清下补之，小便闭赤清之妙，肾虚便少补为宜，小指正面属肾水。"

《幼科推拿秘书》："小指属肾。肾气通于耳，络联于小指，通目瞳人，手合骨穴，足大敦穴。""推肾水，肾水在小拇指外旁，从指尖一直到阴池部位，属小肠肾水，里推为补，外推为泻……""肾经穴，在大横纹右边。"

《保赤推拿法》："掐推肾经穴法：小指梢属肾，向掌边推之，再掐儿小指与掌交界之小横纹，治小便赤涩，肚腹膨胀，在肾经向上推清小便，向下推补肾。"

《推拿三字经》："小指小节正面肾水正穴，此穴宜补，向内推之以生肝木，龙雷不沸；三焦随经。"

《推拿捷径》："治腹胀气急，大便不通，小便不利，应推肾经。肾经在小指第一节，又掐小横纹，可以平喘、消胀、通二便。""治肾虚汗多，应推补肾水，汗即止。"

11. 膀胱

位置：小指掌面第三节。

《推拿妙诀》："十一拿膀胱穴，能通小便。""膀胱穴推上通小便。"

《小儿推拿广意》阳掌之图所示：小指端为肾水，小指掌面第三节为膀胱。

《推拿三字经》："小便闭，清膀胱，补肾水，清小肠，食指侧，推大肠，尤来回，轻重当……""小肠膀胱二穴俱在小指外侧。小便闭，膀胱气化不行，向外清之。"

《厘正按摩要术》："小指端肾，三节膀胱。"

12. 命门

位置：小指第三节或第二节。

《小儿按摩经》男子左手正面之图所示：命门在小指第三节；女子正面之图所示：命门在小指第二节处。

《小儿推拿方脉活婴秘旨全书》掌面诸穴图所示：命门在大指正面第一节。

《幼科铁镜》手掌正面图及《保赤推拿法》图所示：命门在小指第二节。

13. 五经

位置：五指尖端罗纹处，即脾、肝、心、肺、肾经。

《小儿按摩经》："运五经，动五脏之气，肚胀，上下气血不和，四肢掣，寒热往来，去风，除腹响……运五经，以大指往来搓五经纹，能动脏腑之气。"

《小儿推拿广意》："五经者，五指尖也，心肝脾肺肾也，如二三节即为六腑……运五经，动五脏之气，开咽喉，治肚响气吼，泄泻之症。"

《幼科推拿秘书》："运五经……此法能治大小便结，开咽喉胸膈中闷塞，以及肚响腹胀、气吼、泄泻诸症。"

14. 五经纹

位置：手掌面，拇指及食、中、无名、小指近端指间关节横纹处。

《小儿推拿方脉活婴秘旨全书》："运五经纹，治五脏六腑气不和。"

《保赤推拿法》："运五经纹法，五经纹即五指第二节下之纹。用大指在儿五经纹往来搓之，治气血不和、肚胀、四肢抽掣、寒热往来，去风去腹响。"

《推拿三字经》："五经穴，即五指根纹，来往推之，能开脏腑寒火而腹中和平，肚胀良。"

15. 四横纹

位置：掌面食、中、无名、小指第一指间关节横纹处。

《小儿按摩经》："推四横纹，和上下之气血，人事瘦弱，奶乳不思，手足常掣，头偏左右，肠胃湿热，眼目翻白者用之……推四横纹：以大指往来推四横纹，能和上下之气，气喘、腹痛可用。"

《小儿推拿方脉活婴秘旨全书》："四横纹和上下气，吼气、肚痛皆可止。"

《推拿仙术》："推四横纹，不思乳食、瘦弱、头偏、手足掣，和气血用之。"

《小儿推拿广意》："四横纹，掐之退脏腑之热，止肚痛，退口眼歪斜。"

《幼科推拿秘书》："四横纹在食指、无名指、小指中四道小横纹，除去大指，故名四。"

《万育仙书》："推四横，以大指往来推之，能和上下之气，手足常掣，头偏左右，肚胀，眼翻白，推之。"

《厘正按摩要术》："各指二节纹，为四横纹。"

《推拿三字经》："痰壅喘，横纹上，左右揉，久去恙……"

16. 小横纹

位置：掌面食、中、无名、小指掌指关节横纹处。

《小儿按摩经》："掐肾经，二掐小横纹，退六府，治大便不通，小便赤色涩滞，肚作膨胀，气急，人事昏迷，粪黄者，退凉用之。"

《小儿推拿广意》："小横纹，掐之，退热除烦，治口唇破烂。"

《厘正按摩要术》："三节根为小横纹。"

17. 大肠经

又名：小三关、指三关。

位置：食指桡侧缘，自食指尖至虎口成一直线。

《小儿按摩经》："掐大肠，倒推入虎口，止水泻痢疾，肚膨胀用之。红痢补肾水，白多推三关。"

《小儿推拿方脉活婴秘旨全书》："大肠侧推到虎口，止泻止痢断根源。"

《小儿推拿广意》："指上三关，推之通血气发汗。"

《幼科铁镜》："大肠侧推到虎口，止泻止痢断根源……揉脐兼要揉龟尾，更用推揉到涌泉。"

《幼科推拿秘书》："大肠筋在食指外边，络联于虎口，直到食指侧巅。""向外正推泄肝火，左向里推补大肠。"

《厘正按摩要术》："掐大肠侧，大肠侧在食指二节侧。"

《万育仙书》："大肠穴，在食指根节。"

《推拿三字经》："若泻痢，推大肠，食指侧，上节上，来回推，数万良……"

18. 小肠经

位置：小指尺侧缘。

《小儿按摩经》："小肠经赤色主小便不通，青色主气结。"

《幼科推拿秘书》："小肠穴，在小拇指外边。"

《厘正按摩要术》："中指端心，三节小肠。"

《推拿三字经》："小便闭，清膀胱，补肾水，清小肠……"

19. 肾顶

位置：小指顶端。

《小儿推拿学概要》："肾顶功用收敛元气，固表止汗。"

20. 肾纹

位置：手掌面，小指第二指间关节横纹处。

《小儿推拿学概要》："本穴治结膜充血、眼前房出血，以及患儿高热、呼吸气凉、手足逆冷等，用之屡效。"

21. 掌小横纹

位置：掌面小指根下，尺侧掌纹头。

《小儿推拿学概要》："本穴为治喘咳、口舌生疮等症的效穴。肝区疼痛时，揉之亦有效果。"

22. 板门

位置：在手掌面大鱼际处。

《补要袖珍小儿方论》："如被水惊，板门太冷；如被风惊，板门大热；如被惊吓，又热又跳。""板门推下横掐吐法。横门推上板门掐泻法，如欲泻之时，手板门横对掐之即泻。"

《小儿按摩经》："板门推向横门掐，止泻；横门推向板门掐，止呕。""板门穴，向外推之，退热，除百病；向内推之，治四肢掣跳。""揉板门，除气促、气攻、气吼、气痛、呕胀用之。""推横门向板门，止呕吐。板门推向横门，止泻。如喉中响，大指掐之。"

《小儿推拿方脉活婴秘旨全书》："板门在大指节下五分，治气促、气攻。板门推向横纹，主吐；横纹推向板门，主泻。"

《小儿推拿广意》："板门揉之，除气吼肚胀。""推板门，止小肠之寒气。""板门推上横门可吐，横门推下板门可泄。二穴须对掐之。"

《幼科推拿秘书》："板门直推到横纹：板门穴在大指下，高起一块平肉如板处，属胃脘……止吐神效。横纹转推到板门，止泻神效。"

《保赤推拿法》："在儿板门穴揉之，治气攻、气吼，气痛、呕胀。"

《万育仙书》："推板门，气吼气促用之。"

《推拿三字经》："吐并泻，板门良，进饮食，亦称良。""板门穴在平肉中内有筋头，抹如豆粒，瘦人揉之即知此为真穴。凡穴不真不能治病，吾治多人止上吐下泻霍乱，数在三万，病去如失。"

《推拿抉微》："从板门推到横门穴能止儿泻。""在儿板门穴揉之，治气攻、气吼、气痛、呕胀。"

《增图考释推拿法》："板门：鱼际……"

23. 内劳宫

位置：掌心中，屈指时中指端与无名指端之间中点，属手厥阴心包经。

《小儿按摩经》："揉劳宫，动心中之火热，发汗用之，不可轻动。""运劳宫，屈中指运儿劳宫也，右运凉，左运汗。"

《小儿推拿方脉活婴秘旨全书》："内劳宫，屈中指尽处是穴，发汗用。""鹰爪惊……灯火煅头顶、眉心、两太阳、掌心、心演、涌泉、大敦穴各一燋，绕脐一转。"

《小儿推拿广意》："内劳宫属火，揉之发汗。"

《幼科推拿秘书》："内劳宫，在手心正中，属凉。""点内牢……退心热甚效。"

《保赤推拿法》："揉内劳宫穴法：内劳宫穴，在略偏大指边，天心穴之左。屈儿中指于掌心，其中指头按处即是。欲儿发汗，将儿小指屈住，甩手揉儿内劳宫，向左按而运之。若向右运，反凉。"

《厘正按摩要术》："手心冷者腹中寒，手心热者虚火旺。"

《万育仙书》："运内劳宫，屈中指运之，能动五脏之气。左运汗，右运凉。"

24. 内八卦

位置：手掌面，以掌心为圆心，从圆心至中指根横纹的2/3处为半径，所作圆周，八卦穴即在此圆周上（对小天心者为坎，对中指者为离，在拇指侧离至坎半圆的中心为震，在小指侧半圆的中心为兑）。共八个方位，即：乾、坎、艮、震、巽、离、坤、兑。

《小儿按摩经》："运八卦，除胸肚膨闷，呕逆气吼，噫，饮食不进用之。""运八卦以大指运之，男左女右，开胸化痰。"

《小儿推拿方脉活婴秘旨全书》："运八卦，开胸膈之痰结，左转止吐，右转止泻。"

《推拿仙术》："头向上，运八卦、补脾土为主。""运八卦，胸满腹胀、呕喘噎、饮食不进用之。"

《小儿推拿广意》:"凉则多补,热则多泻。""运八卦,开胸化痰,除气闷,吐乳食,有九重三轻之法。"

《幼科铁镜》:"病在脾家食不进,重揉艮宫……再加大指面旋推,脾若初伤效即应。""寒则旋推从艮入坎,热则旋推从坎入艮。"

《幼科推拿秘书》:"八卦,将指根下是离宫,属心火。运八卦必用大指掩掌,不可运,恐动心火。""坎宫紧与离宫相对,在小天心之上,属肾水。"乾宫名天门,一名神门,在坎宫之右。""运八卦……此法开胸化痰,除气闷胀满……"

《幼科推拿秘书》:"各穴用法总歌:八卦大肠应有用,飞金走气亦相随。痓者昏睡也,眼翻沉迷,人事不知,以补脾土、运八卦为主。咳嗽痰涎呕吐时,一经清肺次掐离。离宫推至乾宫止,两头重实中轻虚。""胃经有病食不消,脾土大肠八卦调。"

《幼科推拿秘书》:"推五脏虚实病源治法歌:泄肺阴阳六腑河,八卦飞金与合骨。""补脾运卦分阴阳,离轻乾重三百足。"

《保赤推拿法》:"运内八卦法:从坎到艮左旋推,治热,亦止吐。从艮到坎右旋推,治凉,亦止泻。掌中离南、坎北、震东、兑西,乾西北、艮东北、巽东南、坤西南。男女皆推左手。"

《推拿三字经》:"胸膈闷,八卦详,运八卦,离宫轻……"

25. 天门

又名:神门、乾宫。

位置:在手掌内侧"乾宫"处。

《小儿按摩经》"次取天门入虎口,揉脐龟尾七百奇。"

《小儿推拿广意》:"天门入虎口,推之和气生血生气。"

《幼科推拿秘书》"天门入虎口重揉斗肘法:此顺气生血之法也。天门印神乃乾宫也……""乾宫名天门,一名神门,在坎宫之右。"

《推拿三字经》:"天门口,顺气血……"

《万育仙书》:"天门在大指尖侧。"

26. 水底

位置：位于小指至第五掌骨近端尺侧一线。

《幼科推拿秘书》："水底穴，在小指旁，从指尖到乾宫外边皆是。"

【按语】

水底捞明月就是指从该水底穴起始的。

27. 小天心

位置：在大小鱼际交接处凹陷中，坎宫之下，总经之上。

《小儿按摩经》："掐小天心，天吊惊风、眼翻白、偏左右及肾水不通用之。"

《小儿推拿方脉活婴秘旨全书》"天心穴，乾入寸许，止天吊惊风、口眼歪斜，运之效。"

《幼科铁镜》："儿眼翻上者，将大指甲在小天心向掌心下掐，即平。儿眼翻下者，将大指甲在小天心向总筋上掐，即平。"

《推拿仙术》："揉掐小天心，眼翻白偏左右，小便闭用之。"

《小儿推拿广意》："小天心，揉之清肾水。"

《幼科推拿秘书》："小天心在坎宫下中门。""小天心……揉此以济肾水之火，眼翻上下，掐之甚妙，若绕天心则已在分阴阳之内矣。""运土入水……水者坎水也，在小天心穴上……。"

《保赤推拿法》："掐小天心穴法：小天心穴在儿手掌尽处。儿有惊症，眼翻上者，将此穴掌下掐；眼翻下者，将此穴向总筋上掐，即平。"

《推拿三字经》："眼翻者，上下僵，揉二马，捣天心，翻上者，捣下良，翻下者，捣上强，左捣右，右捣左……。"

《厘正按摩要术》："小天心在掌根处……。"

《万育仙书》："掐揉小天心，治口眼歪斜，生肾水。小儿天吊惊眼翻、头偏左右用之。"

《万育仙书》："小天心，在劳宫下，坎宫上。"

《增图考释推拿法》："小天心：大陵……"

《推拿抉微》："小天心即针灸之所谓大陵穴，属心包络，故能治风，当系热能生风。"

《推拿捷径》:"治肾水枯竭,应揉小天心穴。"

28. 大横纹

位置:仰掌、掌后腕横纹。近拇指端为阳池,近小指端为阴池。

《小儿按摩经》:"分阴阳,止泄泻痢疾,遍身寒热往来;肚膨胀逆用之。""如喉中响,大指掐之。""分阴阳,屈儿拳于手背上,四指节从中往两下分之,分利气血。""和阴阳:从两下合之,理气血用之。"

《幼科推拿秘书》:"大横纹,在手掌下一道横纹。"

29. 阴穴

又名:"阴池。"

位置:在大横纹尺侧端。

《小儿按摩经》:"分阴阳,止泄泻痢疾,遍身寒热往来;肚膨胀逆用之。""如喉中响,大指掐之。""分阴阳,屈儿拳于手背上,四指节从中往两下分之,分利气血。""和阴阳:从两下合之,理气血用之。"

《小儿推拿方脉活婴秘旨全书》:"横纹两傍,乃阴阳二穴,就横纹上,以两大指中分,望两傍抹,为分阴阳。肚胀,腹膨胀、泄泻、二便不通、脏腑虚,并治。"

《推拿仙术》:"凡男女有恙俱由于阴阳寒热之失调也,故医者当先为之分阴阳;次即为之推三关,退六腑……如寒多则宜热之,多分阳边与推三关;热多则宜凉之,多分阴边与退六腑……"

《秘传推拿妙诀》:"肚响是气虚,分阴阳、推脾土为主。""四肢掣跳,寒热不拘,掐五指节、分阴阳为主。""头偏左右有风,分阴阳,擦五指节为主。""眼向上,分阴阳、推肾水、运水入土为主。"

《小儿推拿广意》:"分阴阳,阳则宜重,阴则宜轻……""分阴阳,除寒热泄泻。"

《幼科推拿秘书》:"阳池穴阴池穴、在小天心两旁。""大横纹在手掌下一横纹。""分阴阳……推此不特能和气血。凡一切膨胀泄泻,如五脏六腑有虚,或大小便不通,或惊风痰喘等疾,皆可治之。至于乍寒乍热尤为对症。热多则分阳从重,寒多则分阴从重。""合阴阳……盖因痰涎涌甚,先掐肾经取热……"

《厘正按摩要术》："推分阳池，由小儿阳掌根中间，向左蘸葱姜汤推之，治唇干头低，肢冷项强、目直视，口出冷气。""推分阴池，由小儿阳掌根中间，向右蘸葱姜汤推之，须用手大指。"

《万育仙书》："分阴阳……屈儿拳于四指背节，从中两边分之，治泄泻症。"

《推拿三字经》："看印堂……色白者，肺有痰，揉二马，合阴阳（自阴阳处向内、合之而阴阳和也），天河水，立愈恙……""分阴阳者以我两大拇指，从小天心下横纹处两分处推之，能分寒热、平气血，老幼加减。""合阴阳，以我两大指从阴阳处合之，盖因痰涎涌甚，先推肾经、取热，然后用大指合阴阳，向天河水极力推至曲池，而痰即散也。各穴三百数。"

《增图考释推拿法》："阴穴：太渊……阳穴：神门（兑冲、中都、锐中）……"

30. 阳穴

又名：阳池。

位置：在大横纹桡侧端，相当于太渊穴，太渊穴属手太阴肺经。

《小儿按摩经》："分阴阳，止泄泻痢疾，遍身寒热往来；肚膨胀逆用之。""如喉中响，大指掐之。""分阴阳，屈儿拳于手背上，四指节从中往两下分之，分利气血。""和阴阳：从两下合之，理气血用之。"

《小儿推拿方脉活婴秘旨全书》："横纹两傍，乃阴阳二穴，就横纹上，以两大指中分，望两傍抹，为分阴阳。肚胀，腹膨胀、泄泻、二便不通、脏腑虚，并治。"

《推拿仙术》："凡男女有恙俱由于阴阳寒热之失调也，故医者当先为之分阴阳；次即为之推三关，退六腑……如寒多则宜热之，多分阳边与推三关；热多则宜凉之，多分阴边与退六腑……"

《秘传推拿妙诀》："肚响是气虚，分阴阳、推脾土为主。""四肢掣跳，寒热不拘，掐五指节、分阴阳为主。""头偏左右有风，分阴阳，擦五指节为主。""眼向上，分阴阳、推肾水、运水入土为主。"

《小儿推拿广意》："分阴阳，阳则宜重，阴则宜轻，……。""分阴阳，除寒热泄泻。"

《幼科推拿秘书》："阳池穴阴池穴、在小天心两旁。""大横纹在手掌下一横纹。""分阴阳……推此不特能和气血。凡一切膨胀泄泻，如五脏六腑有虚，或大小便不通，或惊风痰喘等疾，皆可治之。至于乍寒乍热尤为对症。热多则分阳从重，寒多则分阴从重。""合阴阳……盖因痰涎涌甚，先掐肾经取热……"

《厘正按摩要术》："推分阳池，由小儿阳掌根中间，向左蘸葱姜汤推之，治唇干头低，肢冷项强、目直视，口出冷气。""推分阴池，由小儿阳掌根中间，向右蘸葱姜汤推之，须用手大指。"

《万育仙书》："分阴阳……屈儿拳于四指背节，从中两边分之，治泄泻症。"

《推拿三字经》："看印堂……色白者，肺有痰，揉二马，合阴阳，天河水，立愈恙……""分阴阳者以我两大拇指，从小天心下横纹处两分处推之，能分寒热、平气血，老幼加减。""合阴阳，以我两大指从阴阳处合之，盖因痰涎涌甚，先推肾经，取热，然后用大指合阴阳，向天河水极力推至曲池，而痰即散也。各穴三百数。"

31. 总筋

又名：总位，黄筋，总心，合骨，内一窝风。

位置：掌后腕横纹中点。

《补要袖珍小儿方论》："第三总筋者，位居中属土，总五行以应脾与胃，主温暖，外通向四大板门，四肢舒畅矣。"

《小儿按摩经》："掐总筋，过天河水，能清心经，口内生疮，遍身潮热，夜间啼哭，四肢常掣，去三焦六腑五心潮热病。""总位者，诸经之祖，诸症掐效。咳甚，掐中指一节。痰多，掐手背一节。手指甲筋之余，掐内止吐、掐外止泻。""总筋：位居中属土，总五行，以应脾与胃，主温暖，外通向四大板门；反则主肠鸣霍乱、吐泻痢症、却在中界掐之，四肢舒畅矣。""赤淡黄筋：居中分界，火土兼备，以应三焦，主半寒半热，外通四大板门，周流一身；反则主壅塞之症，却向中宫掐之，则元气流通，除其壅塞之患矣。""诸惊风，总筋可治。""大陵穴后五分，为总心穴，治天吊惊往下掐抠，看地惊往上掐抠，女子同。"

《秘传推拿妙诀》："医用右手大指跪于孩童总位上，而以中指于一窝风处，对着大指尽力拿之（此法所谓急惊拿之即醒，是也）。"

《万育仙书》："总筋，在掌肘交界正中，过天河水，能清心经，口内生疮，遍身潮热，夜啼，四肢掣跳。"

《小儿推拿广意》："掐总筋，推天河，治口内生疮、吐热，人事昏沉。""大陵，掐之主吐。"

《幼科推拿秘书》："总筋穴，在大横纹下，指之脉络皆总于此，中四指脉皆总于此。""拿总筋……若鹰爪惊，本穴掐后就揉。""大陵穴，外劳下手背骨节处。"

《保赤推拿法》："总筋即黄筋，乃五筋正中一筋，属土，总五行，以应脾与胃，掐之治肠鸣，霍乱，吐泻。"

《厘正按摩要术》："按总筋，总筋在掌根横纹之后，用右手大指背屈按其上，复以中指按手背，与横纹对过一窝风，治急惊暴亡等症。""摩总筋、天河、曲池三穴，以右手大指侧直摩之，自能开胸退热。"

《推拿捷径》："治口内生疮、遍身潮热、夜间啼哭、四肢抽掣等症，应掐总筋。总筋在掌后，由总筋掐过天河水，即可清心降火。"

32. 三关

又名：大三关

位置：前臂桡侧缘，阳池（太渊）至曲池成一直线。

《补要袖珍小儿方论》："推上三关退寒，加暖退拂三五十次，男依此例，女反此也。"

《小儿按摩经》："三关，凡做此法，先掐心经，点劳宫，男推上三关，退寒加暖，属热；女反此，退下为热也。"

《推拿仙术》："四肢冷弱，推三关，补脾土，四横纹为主。""眼翻白，推三关、擦五指节为主。"

《秘传推拿妙诀》："身寒掣，推三关涌泉穴为主。""大叫一声死，推三关、拿合骨、清天河水、捞明月为主。"

《万育仙书》："三关即寸关尺，从此推至曲池上。""三关在手肘大指边。"

《小儿推拿广意》："三关，男左三关推发汗，退下六腑谓之凉，女右六腑推上凉，退下三关谓之热。"

《幼科铁镜》："男左手直骨背面为三关，属气分，推上气行阳动，故为热为补。"

《幼科推拿秘书》："三关穴，在手膊上旁边。""鱼际穴，散脉处，从此侧推三关，取真火。""侧推三关，从鱼际穴推至曲池，大补元气……""大三关者……属真火元气也。其穴从鱼际穴往膊上边到手弯曲池，故曰推。其推法，以我二指或三指，从容用力，自鱼际推到曲池。培补元气，第一有功，熏蒸取汗，此为要着。男子左手，从鱼际推到曲池。女子从曲池推到鱼际，在右手，皆大补之剂，大热药也。"

《保赤推拿法》："推上三关法：三关在肱骨面，男向上推至为加热，女向上推之反为加凉……"

《推拿三字经》："六府穴，去火良，左三关，去寒恙，右六府，亦去恙……""天河水左自大横纹向内推，名推三关。大补肾中元气，数不拘照病若推，老幼加减。气症痰迷心窍，此穴只推五百数，余推痴症数人，概照此数，其应如响。"

《厘正按摩要术》："推三关，蘸葱姜汤由阳池推至曲池，主温性，病寒者多推之。"

《推拿捷径》："治小儿耳流脓水，应推三关一百，推六腑一百，推脾土十五。"

33. 天河水

位置：前臂正中，从总筋至洪池（曲泽）成一直线。

《小儿按摩经》："天河水，推者，自下而上也，按住间使，退天河水也"

《小儿推拿方脉活婴秘旨全书》："心经热盛定痴迷，天河推过到洪池。""天河水，在总筋下三指，掐总筋，清天河水，水底捞明月，治心经有热。""清天河，分阴阳，赤凤摇头止夜啼。"

《推拿仙术》："天河水向掌心推为取天河"，"向曲尺（泽）推为天河水过入洪池。"

《秘传推拿妙诀》："口渴是虚火，推天河水为主。""临晚啼哭，心经有热，清天河水为主。"

《万育仙书》："天河水，在总筋下中心，明目去五心潮热，除口中疳疮。""天河，在三关六府中，正对中指。"

《小儿推拿广意》："天河水，推之清心经烦热，如吐宜多运。"

《幼科推拿秘书》："天河穴，在内间使下，自总筋直往曲池。""清天河，天河穴在膀膊中，从坎宫小天心处，一直到手弯曲池……取凉退热，并治淋疳昏睡。一切火症俱妙。"

《推拿三字经》："看印堂……色白者，肺有痰，揉二马，合阴阳，天河水，立愈恙……""……天河水，遍身热，多推良……"

《厘正按摩要术》："推天河水，天河水在总筋之上，曲池之下，蘸水由横纹推至天河，为清天河水……由内劳宫推至曲池为大推天河水，……由曲池推至内劳宫，为取天河水，均是以水济火，取清凉退热之义。"

34. 六腑

位置：前臂尺侧缘，阴池（神门）至少海成一直线。

《补要袖珍小儿方论》："推下六腑退热，加凉推拂三五十次。"

《小儿按摩经》："六府，凡做此法，先掐心经，点劳宫，男退下六府，退热加凉，属凉。女反此，推上为凉也。"

《小儿推拿方脉活婴秘旨》："六腑专治脏腑热，遍身潮热大便结，人事昏沉总可推，去病犹如汤泼雪。"

《秘传推拿妙诀》："口中插舌，乃心经有热，退六腑、水里捞明月、清天河为主。""饮食俱进，人事瘦弱，有盛火，退六腑、清天河水、捞明月为主。""大小便少，退六腑、清肾水为主。""鼻流鲜血，五心热，退六府、清天河水、捞明月为主。"

《幼科铁镜》："男左手直骨正面为六腑，属血分，退下则血行阴动，故为寒为凉……"

《幼科推拿秘书》："六府穴在手膊下旁边。""从肐肘推至大横纹取凉"，"女右手从大横纹历穴腑至肐肘取凉。""六腑穴，在膀之下，土对三关。退者从肐肘处向外推至大横纹头。属凉，专治脏腑热，大便结，遍身潮热，人事昏沉，三焦火病，此为要着。若女子，则从横纹头向里推至曲池以取凉，在右手，医家须小心记之，不可误用，男女惟此不同耳。"

《保赤推拿法》："推下六腑法：六腑在肱正面，男向下推之为加凉，女向下推之反为加热。"

《推拿三字经》"看印堂……退六府，即去恙……""瘟疫者，肿脖项，上午重，六府当，下午重，二马良，兼六府，立消亡，分男女，左右手，男六府，女三关，此二穴，俱属凉，男女逆，左右详……""中气风，男女逆，男用良，左三关，女用强……""六府穴，去火良，左三关，去寒恙，右六府，亦去恙……""自曲池外侧向下退，名退下六府，大补元精即心血也。""肿脖温症，喉无线孔，命在须臾，单推此穴，数在三万立愈，后但肿脖项在左右间，其夜轻日重亦推此穴，无不立愈。""推痴症六府为君，数一万五千，天河水为臣，数一万，后溪穴为佐，数四千五百，三关为使，数五百，共计三万数，为君臣佐使之分。"

《厘正按摩要术》："推六府，蘸沸汤，由曲池推至阴池，主凉性，病热者多推之。"

35. 洪池

又名：曲泽

位置：仰掌，肘部微屈，当肱二头肌腱内侧，属手厥阴心包经。

《秘传推拿妙诀》："五拿曲尺泽穴，属肾经能止搐。"

《幼科铁镜》："心经热盛作痴迷，天河引水过洪池……"

《保赤推拿法》："清天河水……洪池穴在肱湾……"

《增图考释推拿法》"洪池：曲泽……主心痛善惊，身热烦渴，涎血风疹。"

36. 曲池

位置：屈肘，在肘窝桡侧横纹头至肱骨外上髁中点，属手阳明大肠经。

《小儿推拿广意》："曲池脾经能定喘，有风有积也相应。""一截曲池，通肺腑气血，治麻痹半身不遂。"

37. 十王

位置：五指甲根两侧，左右手共 20 穴。

《小儿推拿广意》："十王穴，掐之则能退热。""五指甲侧为十王穴。"

《厘正按摩要术》："掐十王，十王在五指甲侧，能退热。""十指尖为十王穴。"

《推拿指南》："此法能退热，十王穴在五指甲两侧，用右大指甲掐之，男左女右。"

38. 五指爪甲

《幼科铁镜》："掐揉五指爪节时，有风惊吓必须知，若还人事难苏醒，精威二穴对拿之。"

《保赤推拿法》："掐五指爪甲法：掐五指爪甲，治惊吓，若不醒，再拿精灵、威灵二穴。"

《推拿抉微》："掐五指爪甲治风疟，若不醒，再拿精灵、威灵二穴。"

39. 皮罢

又名：肝记。

位置：大指甲外侧端爪甲内。

《秘传推拿妙诀》："八拿皮罢穴，属肝经能清神。"

《厘正按摩要术》："掐大指端，大指端即肝记穴，一名皮罢，掐之治吼喘。并治昏迷不醒者。"

《推拿指南》："此法治哮喘神迷，皮罢穴一名肝记，在大指端爪甲内，用右大指甲重掐之，男左女右。"

40. 老龙

位置：距中指甲根正中，约 0.1 寸处。

《幼科铁镜》："老龙穴挨甲。""老龙穴，于惊死时，在精威二穴拿，不醒再于此穴一掐，知痛者生，不知痛者死，可向肺俞重揉以探之。"

《保赤推拿法》："掐老龙穴法：此穴在中指背靠指甲处，相离如韭叶许。若儿急惊暴死，对拿精灵、威灵二穴，不醒，即于此穴掐之，不知疼痛难救。"

《厘正按摩要术》："老龙穴，在足二指巅。"

《推拿捷径》："老龙穴是在无名。"

41. 中指甲

位置：中指甲部。

《秘传推拿妙诀》："或用医大指甲巅掐入病者中指甲内尤为得力。"

《保赤推拿法》："掐中指甲法：将儿中指甲上面轻轻掐之，止儿泻。"

《厘正按摩要术》："掐中指甲，医者以大指入儿中指甲内着力掐之，治急慢惊。"

《推拿指南》："此法治惊风之危症，用右大指入儿中指甲内着力掐之，舌出者不治，男左女右。"

42. 端正

位置：中指甲根两侧赤白肉际处，桡侧称左端正，又称外端正；尺侧称右端正，又称内端正。

《小儿推拿广意》："眼左视，掐右端正穴，右视，掐左端正穴，中指中节外边是。"

《厘正按摩要术》："中指左右为两端正。""掐端正。端正在左者，中指端左侧，掐之止泻。端正在右者，中指端右侧，掐之止吐。"

43. 五指节

位置：在手背五指中节有横纹处。

《小儿按摩经》："掐五指节，伤风被水吓，四肢掌掣，面带青色用之。"

《小儿推拿方脉活婴秘旨全书》："掐五指背一节，专治惊吓，醒人事，百病离身。"

《推拿仙术》："揉掐五指节，伤风被水惊，四肢掣而青主之。""四肢乱舞掐五指节、清心经为主。""眼翻白，推三关、掐五指节为主。"

《秘传推拿妙诀》："四肢掣跳、寒热不拘，掐五指节、分阴阳为主。""头偏左右，有风，分阴阳、掐五指节为主。""青筋裹肚有风，补脾土，掐五指节为主。""口歪有风，推肺经，掐五指节为主。""遍身掣有风，掐五指节、补脾土、凤凰单展翅为主。"

《万育仙书》："掐五指背节，治惊吓、人事昏迷。"

《小儿推拿广意》："五指节掐之，去风化痰，苏醒人事，通关膈闭塞。""揉五指节，化痰用之。"

《幼科铁镜》："五指节重重揉捻以治惊吓。"

《幼科推拿秘书》："掐五指节……去风化痰、苏醒人事、通关膈闭塞。"

《保赤推拿法》："捻五指背皮法：将五指背面夹缝上皮轻轻捻之，治惊吓、又燥湿。"

《推拿三字经》："五指节，惊吓伤，不计次，揉必良，腹痞积，时撮良，一百日、即无恙……""五指节，男左女右，里外节节捻揉，以去惊吓，老幼按穴推究，必用此穴，以活气血。"

《厘正按摩要术》："掐五指节，五指节在手背指节高纹处，后以揉法继之，治口眼歪斜、咳嗽风痰。""五指中节有横纹为五指节。"

《推拿指南》："掐五指节法：此法治一切惊风及四肢抽搐、夜来不安、伤风面青。五指节穴在大、食、名、中、小五指之背面第二节中处，用右大指节掐之，男左女右。"

《推拿指南》："掐揉五指节法：此法治风痰咳嗽、口眼歪斜……用右大指节掐之，复以右大指面揉之，男左女右。"

《推拿捷径》："治顽痰不化，应揉五指节。""治痰迷不醒，应摇五指节，通关开窍、去风化痰。"

44. 后溪

位置：轻握拳，第五指掌关节后外侧横纹尽头，属手太阳小肠经。

《小儿按摩经》："掐后溪：推上为清，推下为补。小便赤涩宜清，肾经虚弱宜补。"

《幼科铁镜》："（后溪）推往上是清肾利小便，推往下补肾。"

《保赤推拿法》："推后溪法，此穴在手背小指尽处靠外边。向上推，能清小便闭赤，向下推，能补肾虚。"

《推拿三字经》："后溪穴，向掌根推之，开胸和膈。"

《推拿指南》："此法治小便短赤，后溪穴在手背小指尽处靠外边上，用右大指外侧向上推至交骨上。男左女右。"

45. 二扇门

又名：左、右扇门，一扇门，三扇门。

位置：掌背无名指与中指，中指与食指的指根夹缝间，当本节前。

《小儿按摩经》："两扇门，发脏腑之汗，两手掐揉，平中指为界。壮热汗多者，揉之即止。又治急惊口眼歪斜，左向右重、右向左重。""食中指根交界处为一扇门，中指与无名指交界处为二扇门。"

《万育仙书》："掐二扇门，用大食，二指分掐揉之，治急惊口眼歪斜，左向右重、右向左重，又治热不退、汗不出。""二扇门，在手背中指根节，高骨两边。"

《小儿推拿方脉活婴秘旨全书》："一扇门，二扇门：在中指两傍夹界下半寸是穴。治热不退，汗不来，掐此，即汗如雨，不宜大多。"（按：不宜大多，应为不宜太多之误。）

《推拿仙术》："揉掐二扇，发汗用之。""二扇门，手法用两大指甲钻掐中指骨两边空处。"

《小儿推拿广意》："二扇门，掐之属火，发脏腑之热，能出汗。"

《幼科推拿秘书》："一扇门，在食指二指下夹缝处，威灵穴之上。""二扇门，在无名指根两夹缝处。"

《保赤推拿法》："掐二扇门法：掐穴二扇门，穴在手背中指上两旁，离中指半寸许。如欲发汗，掐心经、掐内劳宫、推三关。汗尤不出，则掐此穴，至儿手心微汗出，乃止。"

《推拿指南》："此法治急惊，目向右斜。左扇门穴在手背中指骨尽处左边空处，先用大指甲掐之，后用右大指面重揉之。男左女右。""此法治急惊，目向左斜，右扇门穴在手指中骨尽处右边空处，先用右大指甲重掐之，后用右大指面重揉之。男左女右。"

《推拿捷径》："治壮热多汗，或急惊，口眼歪斜等症，应掐二扇门，其穴在中指两边空出。""发脏腑之热，且能出汗者，应揉二扇门。"

46. 二人上马

又名：上马。

位置：手背小指及无名指掌指关节后陷中。

《小儿按摩经》："掐二人上马，能补肾，清神顺气，苏醒沉疴，性温和。"

《小儿推拿方脉活婴秘旨全书》："二人上马：在小指下里侧，对兑边是穴。治小便赤涩，清补肾水。"

《推拿仙术》："揉掐二人上马，清补肾水用之，并治眼吊。""二人上马用大指钻掐（无）名小指界空处。"

《秘传推拿秘诀》："眼翻白偏左右，拿二人上马、小天心为主。"

《万育仙书》："掐二人上马，主补肾水……右指从指侧推至曲池止，治小便赤涩。""小指根下，上马穴。"

《小儿推拿广意》："二人上马掐之，甦胃气，起沉疴，左转生凉、右转生热。"

《幼科推拿秘书》："二人上马，在小指旁三四横纹，及掌乾宫旁。"

《保赤推拿法》："掐二人上马穴法：此穴在手背小指上里侧，对手足心兑宫穴是处。掐之，能清神顺气，补肾水，醒沉疴，又治小便赤涩。"

《厘正按摩要术》："按二人上马，二人上马在小指无名指骨界空处，以大中指对过按之，治腹痛。"

《推拿三字经》："看印堂……色白者，肺有痰，揉二马，合阴阳，天河水，立愈恙……""看印堂……色黑者，风肾寒，揉二马，清补良""瘟疫者，肿脖项，上午重，六腑当，下午重，二马良……""脱肛者，肺虚恙，补脾土，二马良，补肾水，推大肠，来回推，久去恙。""虚喘嗽，二马良，兼清肺，兼脾良……""二人上马穴，在无名指根，小指根中间微下空处，左右旋揉，大补肾气，左揉气上升，右揉气下降也。年逾不惑当用此穴，专治牙疼、耳鸣、阳事不健、足不能步履、腰以下痛、眼红不痛、肾中之病，或用补，下项肿颗痛，类似双单蛾症，下午痛甚，揉此，愈为度，上午痛甚重退六府，以愈为度。"

47. 威灵

又名：威宁。

位置：在外劳宫旁，手背二、三掌骨交接处凹陷中。

《小儿按摩经》："掐威灵穴，治急惊暴死，掐此处有声可治，无声难治。"

《小儿推拿方脉活婴秘旨全书》："威灵穴在虎口下两傍岐有圆骨处，遇卒死症，摇掐即醒。有声则出，无声则死。"

《推拿仙术》："掐威灵穴，治临危气吼，急慢惊风……""揉掐威灵穴，暴中危急、筋跳水吊颈用之。"

《小儿推拿广意》："威宁，掐之能救急惊卒死，揉之即能苏醒。""小儿手不能伸屈者风也，宜威灵穴揉之；四肢软者，血气弱也，宜补脾土、掐四横纹；手握拳者，心经热也，急掐、捞明月及运八卦。"

《幼科铁镜》："威灵对拿，哭症轻，不哭大凶，生死皆看。"

《幼科推拿秘书》："在外牢右边骨缝处。""此穴与中指相连通心，急惊，双手掐此叫则治，不叫难救，左转三推右一摩，取吐痰。"

《保赤推拿法》："掐威灵穴法：此穴在手背虎口上，两旁有圆骨处。遇儿急惊暴死，掐此穴，儿哭叫可治，无声难治。"

《厘正按摩要术》："揉威灵，治卒亡。"

《万育仙书》："威灵，在小指侧下掌尽处。"

48. 精宁

又名：精灵

位置：手背四、五掌骨间，掌指关节后凹陷中，相当于中渚穴，属手少阳三焦经。

《小儿按摩经》："掐精宁穴，气吼痰喘、干呕痞积用之。""掐精宁、威灵二穴，前后摇之，治黄肿也。"

《小儿推拿方脉活婴秘旨全书》："精宁穴在四指、五指夹界下半寸，治痰壅、气促、气攻。"

《推拿仙术》："揉掐精宁穴，气吼、干呕用之，并治痞积。""干呕，掐精宁穴为主。"

《秘传推拿妙诀》："干呕，掐精宁穴为主。"

《万育仙书》："掐精宁穴，治气急、食积、痰壅。""精宁，在虎口下掌尽处。"

《小儿推拿广意》："掐精宁，治气喘、口歪眼斜、哭不出声、口渴。"

《幼科铁镜》："精灵对拿，降喉内痰响。"

《幼科推拿秘书》："精灵穴，在外牢左边骨缝处。""精灵穴在外牢左边与上二扇门相对，与无名指相联，肺经相近……有痰揉此。"

《保赤推拿法》："掐精灵穴法：此穴在手背无名指小指夹界上半寸。掐之，治痰喘、气吼、干呕、痞积。"

《厘正按摩要术》："揉精宁，治噎气、喘气。以二三百遍，气平为止。"

《推拿抉微》："精灵即液门……"

《增图考释推拿法》："精灵，当合谷之上五分许，亦手阳明之脉所经，有重要静脉、桡骨动脉、桡骨神经。"

49. 外劳宫

位置：手背三、四掌骨交接处凹陷中，与内劳宫相对，为奇穴。

《小儿按摩经》："掐外劳宫，和脏腑之热气。遍身潮热，肚起青筋揉之效。"

《小儿推拿方脉活婴秘旨全书》："外劳宫止泻用之，拿此又可止头疼。""外劳宫，在指下，正对掌心是穴。治粪白不变、五谷不消、肚腹泄泻。"

《推拿仙术》："揉掐外劳宫，偏身潮热、肚起青筋用之。"

《万育仙书》："掐外劳宫……掐而揉之，治粪白不变、五谷不消、肚腹泄泻、内外齐掐，去痢疾。"

《幼科铁镜》："头疼肚痛外劳宫，揉外劳宫即见功……""将儿小指曲着重揉外劳宫，祛脏腑之寒风。"

《幼科推拿秘书》："外劳宫，在手背正中，属暖。""外牢推至大陵位……从外牢推至大陵位者，取小儿吐痰，又大陵反转至外牢，以泄心热，然以我手大指左转三来，又必向右转一摩，左从重、右从轻，以取吐泄神效。但此九重三轻手法，最易忽忘，须用心切记，方不错乱，若错乱即不能吐矣。"

《保赤推拿法》："推外劳宫穴法……脏腑积有寒风热气，皆能和解。又治遍身潮热、肚起青筋、粪白不变、五谷不消、肚腹膨胀。"

《推拿三字经》："小腹寒，外牢宫，左右旋，久揉良……""上有火，下有寒，外劳宫……""外劳宫穴在掌背中心，专治寒风冷气、肚腹疼痛，曲小指重揉，不计次数，以愈为止。"

《推拿捷径》："和五脏潮热，应揉外劳宫，法以左转清凉、右转湿热。"

50. 外八卦

位置：掌背外劳宫周围，与内八卦相对。

《小儿按摩经》："外八卦，通一身之气血，开脏腑之秘结，……"

《小儿推拿方脉活婴秘旨全书》："外运八卦，能令浑身酥通。"

《小儿推拿广意》："外八卦性凉，除脏腑秘结，通血脉。"

《保赤推拿法》："运外八卦穴法：此穴在手背，对手心内八卦处。运之能通一身之气血，开五脏六腑之闭结。"

《推拿捷径》："治脏腑之秘结、气血之壅滞、穴络之不和，应运外八卦。外八卦在掌背，运之能开能通，能平和也。"

51. 一窝风（乙窝风）

又名：外一窝风。

位置：屈腕，手背掌根中凹陷处。

《小儿按摩经》："掐一窝风，治肚疼、唇白、眼白、一哭一死者、除风去热。"

《小儿推拿方脉活婴秘旨全书》："一窝风能治肚痛。""一窝风，在掌根尽处腕中，治肚痛极效，急慢惊风。又一窝风掐住中指尖，主泻。"

《推拿仙术》："揉掐一窝风，肚痛、眼翻白、一哭一死用之。"

《秘传推拿妙诀》："肚疼掐一窝风为主，并拿肚角穴。""凤凰单展翅……跪外一窝风……拿内一窝风……"

《万育仙书》："一窝风，在阳池之上，掌背尽正中。""掐一窝风，治久病腹疼，并慢惊及发汗。"

《小儿推拿广意》："一窝风，掐之止肚疼，发汗去风热。"

《幼科推拿秘书》："一窝风穴，在大陵位下手膊上，与阳膊总筋下对。"

《幼科推拿秘书》："揉一窝风……此能止肚痛或久病慢惊皆可。"

《保赤推拿法》："揉一窝风法：此穴在手背根尽处腕中，掐之治肚疼、唇白、急慢惊风。又，掐此穴兼掐中指尖，能使小儿吐。"

《推拿三字经》："若腹疼，窝风良，数在万，立愈恙……""一窝风穴在掌背下腕窝处，仅在横纹中心，专治下寒肚疼。揉不计数，以愈为止。"

《推拿捷径》："治肚痛发汗兼去风热，应摇一窝风。"

《增图考释推拿法》："一窝风：阳池（别阳）……"

52. 靠山

位置：拇指向上翘时，在伸拇长、短肌腱之间凹陷中，相当于"阳溪"穴位置，属手阳明大肠经。

《小儿按摩经》："阳溪穴，往下推拂，治儿泻，女反之。"

《小儿推拿方脉活婴秘旨全书》："靠山穴在大指下掌尽处腕中，能治疟、痢、痰壅。"

《小儿推拿广意》："掐靠山即合谷、少商、内关，剿疟用之。"

《保赤推拿法》："掐靠山穴法：此穴在手背大指下掌根尽处，掐之，治疟痢痰壅。"

《增图考释推拿法》："靠山：阳溪……"

53. 螺蛳骨

位置：屈肘，掌心对胸，尺骨小头桡侧缘上方缝隙处，相当于"养老穴"位置，属手太阳小肠经。

《小儿按摩经》："天门穴上分高下，再把螺蛳骨上煨……"

《万育仙书》："螺蛳骨，手肘背高骨处。"

《小儿推拿方脉活婴秘旨全书》："潮热惊……用灯火煅手上螺蛳骨一燋，虎口一燋，绕脐四燋。"

54. 阳池

位置：俯掌，在第三、四掌骨直上腕横纹凹陷处，属手少阳三焦经。

《小儿按摩经》:"掐阳池,止头痛,清补肾水,大小便闭塞或赤黄,眼翻白,又能出汗。"

《万育仙书》:"阳池穴,治风痰止头痛。"

《推拿三字经》:"阳池穴在一窝风下,腕下寸余窝内,与前天河水正中相对,专治头痛,揉数不拘,以愈为止。"

《推拿捷径》:"治眉眼不开,宜揉阳池穴。"

55. 外间使

又名:膊阳池。

位置:外关上一寸。

《小儿推拿方脉活婴秘旨全书》:"阳池穴在掌根三寸是,治风痰头痛。"

《幼科推拿秘书》:"阳池穴,在外间使下。"

《厘正按摩要术》:"掐外间使,外间使在掌背一窝风、阳池、外关之后,与内间使相对,治吐泻转筋。"

56. 肘肘(斗肘)

位置:屈肘,当肘横纹尺侧端与肱骨内上髁之间凹陷处,相当于少海穴,属手少阴心经。

《小儿按摩经》:"一掐肘肘下筋,曲池上总筋,治急惊。"

《万育仙书》:"肘肘,在手肘外曲转处。"

《幼科推拿秘书》:"肘肘穴,在手肘曲处,高起圆骨处,膀膊下肘后一团骨也。""肘肘穴重揉之,顺气生血。"

《保赤推拿法》:"掐肘肘曲池穴法:掐肘肘下筋,曲池上筋,曲池即肱弯处,掐之,治急惊。"

《厘正按摩要术》:"摇肘肘,左手托儿肘肘运转,右手持儿手摇动,能治痃。""肘肘在肘弯背后尖处。"

《增图考释推拿法》:"肘肘:分内外二穴,少海内(曲节)……曲池外(鬼臣、阳泽)……"

第三节 胸腹部穴位

1. 天突

别称玉户、天瞿。

位置：位于颈部，当前正中线上，胸骨上窝中央。

《补要袖珍小儿方论》："天突穴：在喉结下三寸陷中是穴。"

《补要袖珍小儿方论》："小儿急喉痹哮吼，灸天突一穴一壮。"

2. 膻中

又名：元儿、胸堂、元见、上气海。

位置：在胸部，当前正中线上，平第四肋间，两乳头连线的中点。

《幼科推拿秘书》"揉膻中风门：膻中，在胸前堂骨洼处；风门，在脊背上，与膻中相对。揉者，以我两手按小儿前后两穴，并揉之，以除肺家风寒邪热，气喘咳嗽之症。"

3. 乳旁

又名：奶旁。

位置：位于胸部，乳头外侧 0.2 寸。

《医学研悦》："奶旁穴，止咳吐。"

《小儿推拿直录》："身中十二大拿法：四拿奶旁穴，属胃经，能止吐。

4. 乳根

位置：在胸部，当乳头直下，乳房根部，第五肋间隙，距前正中线 4 寸。

《幼科推拿秘书》："乳穴：在两乳下。"

《幼科推拿秘书》："急慢惊风歌：久咳，又烛乳根。"

《厘正按摩要术》："乳中：乳头中。乳根：乳下，去乳中一寸六分。"

5. 腹

位置：在腹部。

《厘正按摩要术》："腹为阴中之阴，食积痰滞瘀血，按之拒按之不拒，其中虚实从此而辨……验腹以神阙。"

《厘正按摩要术》："摩腹，用掌心团摩满腹上，治伤乳食。"

《秘传推拿妙诀》："凡遇小儿不能言者，若偶然恶哭不止，即是肚痛。将一人把小儿置膝间，医人对面将两手搓抱其肚腹，着力久久揉之，如揉搓衣服状，又用手掌摩揉其脐，左右旋转数百余回，每转三十六，愈多愈效……"

6. 胁肋

位置：从腋下两胁至天枢穴水平处。

《幼科推拿秘书》："按弦走搓摩，此法治积聚屡试屡验，此运开积痰、积气、痞积之要法也。弦者，胁肋骨也，在两胁上。其法：着一人抱小儿坐在怀中，将小儿两手抄搭小儿两肩上，以我两手对小儿两肋上搓摩至肚角下，积痰、积气自然运化。若久痞则非一日之功，须久搓摩方效。"

《厘正按摩要术》："摩左右胁：左右胁在胸腹两旁胁膊处，以掌心横摩两边，得八十一次，治食积痰滞。"

7. 脐（神阙）

位置：位于肚脐。

《小儿按摩经》："肚痛多因寒气攻，多推三关运横纹，脐中可揉数十下，天门虎口法皆同。"

《小儿推拿广意》："脐上运之治肚胀气响，如症重则周围用灯火四燋。"

《幼科推拿秘书》："肚脐穴，一名神阙。"

《幼科推拿秘书》："神阙揉此止泻痢。""揉脐及龟尾并擦七节骨；此治泻痢之良法也；龟尾者，脊骨尽头间尾也；七节骨者，从头骨数第七节也。其法：以我一手，用三指揉脐，又以我一手，揉托龟尾，揉讫，自龟尾擦上七节骨为补，水泻专用补，若赤白痢，必自上七节骨擦下龟尾为泄，推第二次再用补，盖先去大肠热毒，然后可补也。若伤寒后，骨节痛，专擦七节骨至龟尾。"

《保赤推拿法》："搓脐法：以左大指按儿脐下丹田不动，以右大指在儿脐旁周围搓之，治水泻膨胀、脐风等症。"

《厘正按摩要术》："摩神阙：神阙即肚脐。以掌心按脐并小腹，或往上，或往下，或往左，或往右，按而摩之，或数十次，数百次，治腹痛，并治便结。"

8. 脐俞

位置：在肚脐四周。

《小儿推拿直录》："脐俞穴，在肚脐四周。"

《小儿推拿直录》："治伤食肚痛、泄痢肿胀，男左女右重揉之。"

9. 丹田（气海）

位置：在下腹部，脐下 2～3 寸之间。

《小儿按摩经》："病症死生歌：丹田斯若绝肾气，闭涩其童命不长。"

《幼科推拿秘书》："丹田，即气海也。"

《厘正按摩要术》："摩丹田：丹田在脐下，以掌心由胸口直摩之，得八十一次，治食积气滞。"

10. 肚角

位置：脐下 2 寸旁开 2 寸大筋，左右各一。

《推拿仙术》："拿肚角穴，属太阳，能止泻。"

《推拿仙术》："肚角穴，止泄止肚痛，往上推止泄，往下推泄。"

《小儿推拿直录》："十二大拿法：六拿肚角穴，属大肠，能止泻。"

《小儿推拿直录》："十二大拿法：肚角大肠脾胃经，腹痛泄泻任拿行。"

《厘正按摩要术》："按肚角，肚角在脐之旁，用右手掌心按之，治腹痛亦止泄泻。"

第四节　背腰骶部穴位

1. 脊

位置：大椎至尾椎（长强）成一直线。

《推拿仙术》："伤寒骨节疼痛，从此用指一路旋推至龟尾。"

《小儿推拿广意》："脊骨自下缓缓推上，虽大人可吐也。"

《厘正按摩要术》："推骨节：由项下大椎直推至龟尾，须蘸葱姜汤推之，治伤寒骨节疼痛。"

2. 天柱（天柱骨）

又名：旋台骨、玉柱骨、颈骨、大椎骨。

位置：颈后发际正中至大椎穴成一直线。

《幼科推拿秘书》："天柱，即颈骨也。"

3. 七节骨

位置：在第四腰椎推至尾椎骨端（长强穴）成一直线。

《小儿推拿广意》："便秘者，烧酒在肾俞推下龟尾。若泄泻亦要逆推，使气升而泄可止。"

《幼科推拿秘书》："七节骨水泻，从龟尾向上擦如数，立刻即止，若痢疾，必先从七节骨往下擦之龟尾，以去肠中热毒，次日方自下而上也。"

4. 龟尾

又名：闾星。

位置：位于尾骨端下方凹陷处。

《小儿按摩经》："掐龟尾并揉脐，治儿水泻、乌痧、膨胀、脐风、月家盘肠等症。"

《小儿推拿秘旨》："龟尾穴，在尻骨尖处。""揉龟尾并揉脐，治水泄、乌痧膨胀、脐风急慢等症。"

《小儿推拿广意》："龟尾，揉之，止赤白痢、泄泻之症。"

《幼科铁镜》："龟尾灸久痢。"

《幼科推拿秘书》："龟尾穴，一名闾星，脊骨尽头是也。"

《保赤推拿法》："揉龟尾法：此穴在脊梁骨尽处。揉之，治水泄肚胀、慢惊风。"

第五节　下肢部穴位

1. 箕门

位置：在大腿内侧正中，膝盖上缘至腹股沟成一直线。

《厘正按摩要术》："箕门，鱼腹动脉中。"

【按语】

小儿推拿之箕门穴，与《针灸甲乙经》之箕门穴不同，一个是足太阴脾经上的点状穴，一个是大腿内侧的线状穴。该穴是齐鲁孙重三氏流派首次倡导并擅长应用的小儿推拿特定穴，具有利小便的作用。

2. 鬼眼（膝眼）

位置：在膝头处膝眼。

《小儿推拿秘旨》："膝眼穴，小儿脸上惊来，急在此掐之。"

《幼科铁镜》："张口摇头并反折，速将艾条鬼眼穴，更把脐中壮一艾，却是神仙最妙诀。"

《小儿推拿直录》："鬼眼穴，治痢疾鹤膝风，捏而揉之。"

《保赤推拿法》："掐膝眼穴法：此穴在膝盖里旁，一名鬼眼穴。小儿脸上惊来，急在此穴掐之。若儿身后仰，即正。"

3. 百虫

位置：在大腿之上外边，膝上股骨内侧缘，血海上 1 寸处。

《医学研悦》："七拿百虫穴，属四肢能止泻。"

《推拿仙术》："拿百虫穴：属四肢，能止惊。"

《推拿妙诀》："身中十二拿法……七拿百虫穴，属四肢，能止惊。"

4. 足三里

位置：外侧膝眼下 3 寸，胫骨外侧约一横指处。

《小儿推拿广意》："三里，揉之，治麻木顽痹。"

《小儿推拿广意》"三里属胃，久揉，止肚痛，大人胃气痛者通用。"

《幼科推拿秘书》："三里穴在膝头之下。"

5. 承山

位置：位于人体的小腿后面正中，委中与昆仑穴之间，当伸直小腿或足跟上提时，腓肠肌肌腹下出现的尖角凹陷处即是。

《补要袖珍小儿方论》："惊来急，往下刮掐。"

《小儿按摩经》："承山治气吼发热，掐之。"

6. 中廉（中臁）

又名：前承山、子母穴、中肿穴。

位置：在下腿之前，与后承山相对。

《补要袖珍小儿方论》："中廉穴，治小儿惊，未急，掐之就揉。"

《小儿按摩经》"中廉穴，治儿惊抽，掐之。""中廉穴，治惊来急，掐之就揉。"

《小儿推拿秘旨》："前承山穴，小儿往后跌，将此穴久掐，久揉，有效。"

7. 涌泉

位置：屈趾，足掌心前正中凹陷中。

《小儿按摩经》："涌泉穴治惊吐泻。掐之，左转揉之，止吐。右转揉之，止泻。女子反之。"

《补要袖珍小儿方论》："涌泉穴吐泻，左转补吐，右转补泻，惊揉此。"

《小儿推拿广意》："掐涌泉：治痰雍上，重则灸之。"

《幼科推拿秘书》："涌泉引热下行。"

《幼科推拿秘书》："揉涌泉，久揉亦能治眼病。"

《推拿秘书》："涌泉在脚心中不着地处，左揉止吐，右揉止泻。男依此，女反之。"

第七章　小儿推拿手法文献选读

第一节　小儿推拿单式手法

1. 推法

《医学研悦》："推者，医人以右手大指面蘸汤药于其穴处，向前推也，故大肠、心经、肺经、肾水皆曰推，板门向横纹、横纹向板门，亦曰推。三关、六腑有（进退）推之别，三关向手膊推，六腑向手掌推。脾土有补泻之说，直病者之指而推，取进饮食之意，亦谓之推。分阴阳者，以左右两大指于阴阳穴处，向前两边分，故谓之分推也。"

《小儿推拿秘旨》："推者，医人以右手大指面蘸汤水于其穴处，向前推也。故大肠曰推，心经曰推，肺经曰推，肾水曰推，板门向横纹，横纹向板门曰推……直其指而推，故曰推。"

《小儿推拿广意》："凡推法必似线行，毋得斜曲，恐动别经而招患也。""春夏用热水，秋冬用葱姜水，以手指蘸水推之，过于干则伤皮肤，过于湿则难于着实，以干湿得宜为妙。"

《幼科铁镜》："用葱姜煎汁浸染医人大指，先从眉心向额上推至二十四数，次从眉心分推至太阳、太阴九数。""夏禹铸曰：大指面属脾，画家画手掌，不把大指画正面，乃画家之正法。前人只得以"脾土"字，写在侧边，后人误认，以讹传讹，遂以大指之侧边为脾。余故将前掌图大指移作正面，此因脾土画图之权宜。又因口诀有曰：脾土曲补直为推，见有"曲"字，便把儿指一曲着，则侧面居正，故愈以侧面为脾，那晓得曲补之说。曲者旋也，于指正面，旋推为补，直推至指甲为泻。此前人一字之讹，遂成流弊莫救。今人推之不效，皆由穴之不真，前人传之已误，后人幸勿再误。"

【按语】

夏氏对脾土穴补泻的认识为在大指正面旋推为补，直推为泻。

《幼科推拿秘书》："推者，以指推去而不返，返则向外为泄，或用大指，或用三指，穴道不同，惟心经无推。"

《幼科推拿秘书》："推离往乾，离在指根下，乾在二人上马之左旁，以我大指，从儿离宫推至乾宫，打个圆圈。离乾从重，中要轻虚，男左女右。"

《小儿推拿直录》："用手朝上推之为推，往下推之为退。"

《保赤推拿法》："推者，医指按儿经穴挤而上下也。""分者，医以两手之指，由儿经穴划向两边也。和者，医以两手之指两处经穴，合于中间一处也。"

《厘正按摩要术》："古人有推三回一之法，谓推去三次，带回一次。若惊风用推，不可拘成数，但推中略带几回便是。其手法，手内四指握定，以大指侧着力直推之，推向前去三次，或带回一次。如干推恐伤皮肤，《广意》：春夏用热水，秋冬用葱姜水，以手指蘸水推之，水多须以手拭之，过于干则有伤皮肤，过于湿则难于着实，以干湿得宜为妙。夏禹铸曰：往上推为清，往下推为补。周于蕃曰：推有直其指者，则主泻，取消食之义。推有曲其指者，则主补，取进食之义。内伤用香麝少许，和水推之，外感用葱姜煎水推之，抑或葱姜香麝并用入水推之，是摩中之手法最重者。凡用推必蘸汤以施之。"

《推拿指南》："推者，以指推去而不返。"

【按语】

推法的操作方向决定着其补泻作用，不同的季节须配合不同的介质。

2. 揉法

《石室秘录》："脏腑癥结之法，以一人按其小腹揉之，不可缓，不可急，不可重，不可轻。最难之事，总以中和为主，揉之数千下乃止。"

《幼科铁镜》："涌泉穴：男左转揉之，吐即止；右转揉之，泻即止。左转不揉，主吐；右转不揉，主泻。女反是。"

《幼科推拿秘书》："揉天枢：天枢穴在膻中两旁两乳之下。揉此以化痰止嗽，其揉法以我大、食两指，八字分开，按而揉之。"

"揉中脘：中脘在心窝下，胃府也，积食积滞在此。揉者，放小儿卧倒仰睡，以我手掌按而揉之。左右揉，则积滞食闷即消化矣。"

"揉脐及龟尾并擦七节骨：此治泻痢之良法也。其法：以我一手，用三指揉脐，又以我一手托揉龟尾，揉讫，自龟尾擦上七节骨为补，水泄专用补。若赤白痢，必自上七节骨擦下龟尾为泄，推第二次再用补。盖先去大肠热毒，然后可补也。若伤寒后骨节痛，专擦七节骨至龟尾。"

《保赤推拿法》："揉者，医以指按儿经穴，不离其处而旋转之。"

《厘正按摩要术》："揉以和之。揉法以手宛转回环，宜轻宜缓，绕于其上也。是从摩法生出者，可以和气血，可以活筋络，而脏腑无闭塞之虞矣。"

《推拿抉微》："揉肺俞穴法：夏英白曰：此穴在肩膀骨之夹缝处，两边两穴，揉之化痰。"

3. 按法

《素问·举痛论》："寒气客于背俞之脉则脉泣，脉泣则血虚，血虚则痛，其俞注于心，故相引而痛，按之则热气至，热气至则痛止矣。"

《厘正按摩要术》："周于蕃谓按而留之者，以按之不动也。"按"字，从手、从安，以手探穴而安于其上也。俗称推拿，拿，持也；按，即拿之说也。前人所谓拿者，兹则以按易之。以言手法，则以右手大指面直按之，或用大指背屈而按之，或两指对过合按之，其于胸腹，则又以掌心按之。宜轻宜重，以当时相机行之。""周于蕃曰：按而留之，摩以去之。"

"按总经：总经再掌根横纹之后。用右手大指背屈按其上，复以中指按手背，与横纹对过一窝风，治急惊、暴亡等证。"

4. 摩法

《石室秘录》："摩治法：摩治者，抚摸以治之也。""脏腑癥结之法：以一人按其小腹，揉之，不可缓，不可急，不可重，不可轻，最难之事，总以中和为主，揉之数千下乃止。"

《医宗金鉴》："摩者，谓徐徐揉摩之也……摩其壅聚，以散瘀结之肿。"

《厘正按摩要术》："按而留之，摩以去之。又曰：急摩为泻，缓摩为补。摩法较推则从轻，较运则从重，或用大指，或用掌心。宜遵《石室秘录》：摩法不宜急，不宜缓，不宜轻，不宜重，以中和之意施之。其后掐法属按，揉、推、运、搓、摇等法，均从摩法出也。"

【按语】

《厘正按摩要术》之摩法与《石室秘录》之揉法在施术节律上有相同的要求。从现代推拿手法分类上看揉法属于摆动类手法，摩法属于摩擦类手法。实则揉法是一种施术者带动受术者之皮下组织发生内摩擦的手法，而摩法则是施术者与受术者皮肤之间发生摩擦的手法，摇法则是通过摇动来带动关节发生内摩擦的手法。张氏将掐法和按法分属一类，推、运、搓、摇分属一类，也足见其对推拿手法认识上的真知灼见。

《小儿推拿补正》："摩，以手或指在皮毛上用之，以祛气分、血分之表病。"

【按语】

指出了摩法的施术部位在皮肤，摩法的作用是祛气分、血分之表病。现代推拿临床，摩法具有温中补益的作用，常常用于脾肾阳虚等脏腑内里病变。

5. 掐法

《幼科推拿秘书》："掐者，以我大指掐之，按穴不起，手微动，却有数，其数如推运之数。"

《小儿推拿补正》："掐：用指甲在部位上掐之，以聚乏血之所。掐后气血即散。"

《保赤推拿法》："掐者，医指头在儿经穴，轻入而向后出也。"

《厘正按摩要术》："掐，《说文》：爪刺也。《玉篇》：爪按曰掐。周于蕃曰：掐由甲入也。夏禹铸曰：以掐代针也。小儿久病且重者，先将人中一掐以试之，当即有哭声，或连哭数声者生，否则，哭如鸦声，或绝无声者，难治。但医者仍勿轻弃，以期生机于万一，是亦好生之德也。掐法，以大指甲按主治之穴，或轻或重，相机行之。"

"掐由甲入，用以代针，掐之则生痛，而气血一止，随以揉继之，气血行而经络舒也。"

6. 捏法

《肘后备急方·治卒腹痛方第九》："拈取其脊骨皮，深取痛引之，从龟尾至顶乃止。未愈更为之。"

【按语】

拈，用手指头夹，捏的意思。这里的拈取脊骨皮法，后世被冠以"捏脊法"之名而在小儿推拿领域得到了广泛的运用。

《小儿捏脊》："将皮肤捏将起来叫捏……双手拇、食两指将皮肤捏起，随捏，随提，随放，随着向前推进。这时皮肤一起一伏好像后浪推前浪似的。捏起皮肤的多少要适中……"

7. 运法

《医学研悦》："运者，如掌上八卦，自乾推起，至兑上止，周环旋转，谓之运。如运土入水，自脾土推至肾水止；运水入土，自肾水推至脾土止。有水入土、土入水之说，故谓之运。"

《小儿推拿直录》："运，推摩转之为运。"

《保赤推拿法》："运者，医以指于儿经穴由此往彼也。"

《厘正按摩要术》："运则行之，谓四面旋绕而运动之也，宜轻不宜重，宜缓不宜急，俾[1]血脉流动，筋络宣通，则气机有冲和之致，而病自告痊矣。"

【注释】

[1] 俾：使（达到某种效果）的意思。

《推拿仙术》："运者，医人用右手大指推也……周环旋转故谓之运。"

《小儿推拿补正》："运：或用大指，或屈中指，随左、右、阴、阳、气、血而旋转之。"

8. 拿法

《万育仙书》："医用右手大指患儿总位上，而以中指于一窝风处，对着大指尽力拿之，或用右手食、中二指夹儿左手中指甲尖，用大指当指尖一折拿之。"

《小儿推拿秘旨》："拿者，医人以两手指（或大指，或各指）于病者应拿穴处，或捏，或招，或揉，皆谓之拿也。"

《医学研悦》："拿者，医人于病者当穴处，或掐，或揉，皆谓之拿也。"

《秘传推拿妙诀》："拿者，医人以两手指，或大指，或各指，于病者应拿穴处，或掐，或捏，或揉，皆谓之拿也。"

《小儿推拿直录》："截[1]，用手截住穴道不使血之往来为截。拿，与截同，不用指甲捏穴为拿。"

【注释】

[1] 截：切断、割开，阻。

《小儿推拿补正》："拿：用手指紧握其病之所在如捉物然，然后或用运、揉、搓、摩以散之。"

9. 搓法

《厘正按摩要术》："周于蕃曰：搓以转之，谓两手相合，而交转以相搓也。或两指合搓，或两手合搓，各极运动之妙，是以摩法中生出者。""搓脐下丹田等处，以右手周围搓摩之，一往一来，治膨胀腹痛。"

10. 摇法

《厘正按摩要术》："周于蕃曰：摇则动之。又曰：寒证往里摇，热证往外摇。是法也，摇动宜轻。可以活经络，可以和气血。亦摩法中之变化而出者。"

"摇斗肘，左手托儿斗肘运转，右手持儿手摇动，能治痞[1]。"

"摇左右手，医者以一手掐劳宫，一手掐心经，两各摇之，所谓丹凤摇尾也。治惊风。"

【注释】

[1] 痞：指胸腹间气机阻塞不舒的一种自觉症状，有的只有胀满的感觉。

11. 捣法

《推拿三字经》："眼翻者，上下僵。揉二马，捣天心。翻上者，捣下良；翻下者，捣上强；左捣右，右捣左。"

【按语】

目睛向上下左右斜视或直视转动不灵活，常见于急惊风。若两眼下视，眼球翻下，向下捣小天心；眼球上翻者，向上捣小天心。眼球翻左者，向右捣，反之向左捣。

第二节　小儿推拿复式手法

1. 黄蜂入洞

《小儿按摩经》："黄蜂入洞，屈儿小指，揉儿劳宫，去风寒也。"

《小儿推拿方脉活婴秘旨全书》："黄蜂入洞法，大热。一掐心经，二掐劳宫，先开三关，后做此法。将左、右二大指先分阴阳，二大指并向前，众小指随后，一撮一上，发汗可用。"

《小儿推拿方脉活婴秘旨全书》："黄蜂入洞治冷痰、阴症第一。"

【按语】

《小儿推拿方脉活婴秘旨全书》之黄蜂入洞法即《小儿按摩经》之黄蜂出洞法。

《秘传推拿妙诀》："黄蜂入洞，医将二大指跪入两耳数十次，能通气如前所云，板门掩耳门俱是，余皆非。"

《万育仙书》："黄蜂入洞：大热法。医将二大指跪入两耳数十次。又二法详后。""医将二大指跪入两耳数十次，能通气。""掐儿小指，揉劳宫，又用大、食二指掐儿中指根两边。""黄蜂穴在中指根两边，将大指掐而揉之。"

【按语】

《万育仙书》黄蜂入洞有两种操作方法，一种是根据"黄蜂穴"在中指根两边而进行的相关操作命名为黄蜂入洞。另一种则是把两耳道外孔作为黄蜂入洞之"洞"来进行操作的。

《小儿推拿广意》："黄蜂入洞：以儿左手掌向上，医用两手中、名、小三指托住，将两大指在三关、六腑之中，左食指靠腑，右食指靠关，中掐傍揉，自总经起循环转动至曲池边，横空三指，自下而复上，三四转为妙。"

《幼科铁镜》："婴儿脏腑有寒风，试问医人何处攻，揉动外劳将指[1]屈，此曰黄蜂入洞中。"

《幼科推拿秘书》："黄蜂入洞，此寒重取汗之奇法也。洞在小儿两鼻孔，我食、将二指头，一对黄蜂也。其法：屈我大指，伸我食，将二指，入小儿两鼻孔揉之，如黄蜂入洞之状。用此法汗必至，若非重寒阴证不宜用。盖有清天河、捞明月之法在。"

【注释】

[1] 将指：手的中指。

【按语】

黄蜂入洞法能发汗解表、宣肺通窍，用于治疗外感风寒、发热无汗、急慢性鼻炎、鼻塞流涕、呼吸不畅等病症。从历代各家小儿推拿文献比较可知，黄蜂入洞的操作法计有6种，它们的经穴位置与操作方法相去甚远，但功效基本是一样的。现操作手法多参考《幼科推拿秘书》，其机理有待研究。

2. 黄蜂出洞

《小儿按摩经》："黄蜂出洞最为热，阴症白痢并水泻，发汗不出后用之，顿教孔窍皆通泄。""黄蜂出洞，大热。做法：先掐心经，次掐劳宫，先开三关，后以左右二大指从阴阳处起，一撮一上至关中、离、坎上掐穴，发汗用之。"

《保赤推拿法》："黄蜂出洞法，先掐总筋，掐内劳宫，分阴阳，次以左右两大指，从阴阳穴正中处起，一撮一上，至内关，又在坎离穴上掐。此法大热，发汗用之。"

《小儿推拿方脉活婴秘旨全书》："黄蜂入洞治冷痰、阴症第一。"

【按语】

此即《小儿按摩经》黄蜂出洞法。本法性大热，发汗用之。可用于发热无汗等症。

3. 双龙摆尾

《小儿推拿方脉活婴秘旨全书》："乌龙双摆尾法，用手拿小儿小指，五指攒住斗肘，将小指并摇，如摆尾之状，能开闭结。"

《秘传推拿秘诀》:"双龙摆尾,医人屈按病者中、名二指,摇食、小二指,故名双龙摆尾。"

《幼科推拿秘书》:"双龙摆尾,此解大、小便结之妙法也。其法:以我右手拿小儿食、小二指,将左手托小儿斗肘穴,扯摇如数,似双龙摆尾之状;又或以右手拿儿小指,以我左手拿儿小指,往下摇拽,亦似之。"

【按语】

乌龙摆尾,又称乌龙双摆尾、双龙摆尾、二龙摆尾,其名称与《小儿推拿广意》之"苍龙摆尾"相近,但操作与作用均不同。《窍穴图说推拿指南》中的操作法同《幼科推拿秘书》中的"又或以右手拿儿食指,以我左手拿儿小指,往下摇拽,亦似之"之操作法。本法能行气,开通闭结,治疗气滞、二便闭结等病症。

4. 苍龙摆尾

《医门秘旨》:"用手捻小指头,名曰苍龙摆尾。"

《小儿按摩经》:"用手捻小儿小指,名曰苍龙摆尾。"

《小儿推拿广意》:"医右手一把拿小儿左食、中、名三指,掌向上,医左手侧掌从总经起,搓摩天河及至斗肘,略重些,自斗肘又搓摩至总经,如此一上一下三四次,医又将左大、食、中捏斗肘,医右手前拿摇动九次。此法能退热开胸。"

【按语】

本法退热、开胸、通便,用于治疗胸闷发热、躁动不安、大便秘结等病症。

5. 双凤展翅

《小儿推拿广意》:"双凤展翅,医用两手中、食二指,捏儿两耳往上三提毕,次捏承浆,又次捏颊车及听会、太阴、太阳、眉心、人中完。"

《小儿推拿直录》:"提法,凡行是法者,医用两手中、食二指,捏儿两耳,往上三提毕,次捏承浆,又次捏颊车及听会、太阴、太阳、眉心、人中,方完其面部推拿之法也。"

《厘正按摩要术》:"双凤展翅法,专治肺经受寒,医用两手中、食二指,捻儿两耳尖，向上三提毕，次掐承浆，又次掐两颊，以及听会、太阴、太阳、眉心、人中诸穴。"

【按语】

本法能祛风寒、散风热、镇咳化痰，治疗风寒感冒、风热感冒、咳嗽痰喘等病症。

6. 凤凰展翅

《小儿推拿广意》："凤凰展翅法，此法性温，治凉。医用两手，托儿手掌向上，于总上些[1]，又用两手上四指在下两边爬开，两大指在上阴阳穴往两边爬开，两大指在阴阳二穴，往两边向外摇二十四下，掐住捏紧一刻，医左大食中三指侧拿儿肘，手向下轻摆三四下，复用左手托儿斗肘上，右手托儿手背，大指掐住虎口，往上向外顺摇二十四下。"

【注释】

[1] 于总上些：在总筋（总经）上一点。

【按语】

本法能祛寒解表、和胃止呕，常用于由感冒引起的发热、腹胀、食欲不振、呕逆等病症。《厘正按摩要术》操作与《小儿推拿广意》相同。

齐鲁孙重三氏操作法：医用双手扼患儿腕部，两大指分别按捏阴、阳穴之后，左手拿斗肘处，右手扼患儿腕部，向下摆动几次后再向上向外摆动。

7. 凤凰鼓翅

《小儿按摩经》："掐精宁、威灵二穴，前后摇摆之，治黄肿也。"

《推拿抉微》："凤凰鼓翅法，夏英白曰：用两手掐精宁、威灵二穴，前后摇摆之，治黄肿，又治暴死，降喉内痰响。"

【按语】

本法能和气血，救暴亡，舒喘胀，除噎，定惊。

8. 凤凰单展翅

《小儿按摩经》："凤凰单展翅，温热。用右手大指掐总筋，四指翻在大指下，大指又起又翻，如此做至关中，五指取穴掐之。""凤凰单展翅，虚浮热能除。"

《小儿推拿方脉活婴秘旨全书·十二手法主病赋》："凤凰单展翅同乌双龙摆尾。"

《幼科推拿妙诀》："凤凰单展翅，医人将右手食指拿病者大指，屈压内劳宫，将右手大指拿外劳宫，又将左手大指跪外一窝风，并食、中二指拿住内一窝风，右手摆动。"

《万育仙书》："凤凰单展翅，顺气化痰。用右大指掐总筋，四指翻托手肘下，大指又起又翻，如此做至关中。又，用手拿儿脾、肾二经，将手肘活动，摇之。"

《幼科推拿秘书》："凤凰单展翅，此打噎能消之良法也。亦能舒喘胀，其性温，治凉法。用我右手单拿儿中指，以我左手按掐儿斗肘穴圆骨，慢摇如数，似凤凰单展翅之象。除虚气虚热俱妙。"

【按语】

本法，温热，能行气消胀、顺气和血、益气补虚，用于虚热寒痰、胸闷气短、气虚发热、肺虚咳喘（寒包火）等病症。

9. 丹凤摇尾

《小儿按摩经》："以一手掐劳宫，以一手掐心经，摇之。治惊。"

《新刻幼科百效全书》："医者以一手掐劳宫，一手掐心经，两各摇之，所谓丹凤摇尾也。治惊风。"

《推拿抉微》："一手掐儿内劳宫，一手掐儿中指尖心经，治风。涂蔚生曰：此节之'风'字，原文亦系'惊'字，因此多系火热生风，故易为'风'字。"

【按语】

本法，镇惊，治惊证。

10. 赤凤摇头

《小儿按摩经》："以两手捉儿头而摇之，其处在耳前少上，治惊也。""赤凤摇头助气长。"

《小儿推拿方脉活婴秘旨全书》："赤凤摇头，此法将一手拿小儿中指，一手五指攒住小儿斗肘，将中指摆摇。补脾，和血也（中指属心，色赤，故名也）。""赤凤摇头治木麻。"

《小儿推拿秘诀》:"赤凤摇头,医用右大、食二指,拿病者大指头摇摆之,向胸内摆为补,向外摆为泄,又医将一手拿病者曲池,将一手拿病者总心经处,揉摆之,为摇斗肘,亦向胸内为补,外为泄。"

《小儿推拿广意》:"赤凤摇头法,法曰:将儿左掌向上,医左手以食、中指轻轻捏儿斗肘,医大、中、食指先掐儿心指即中指,朝上向外顺摇二十四下,次掐肠指即食指,仍摇二十四下,再捏脾指即大指,二十四,又捏肺指即无名指,二十四,末后捏肾指即小指,二十四。男左女右,手向右外,即男顺女逆也。再此,即是运斗肘,先做各法,完后做此法。能通关顺气,不拘寒热,必用之法也。"

《万育仙书》:"赤凤摇头,和气血,惊。医以两手捉儿头摇之。"

《幼科推拿秘书》:"赤凤摇头,此消膨胀舒喘之良法也。通关顺气,不拘寒热,必用之功。其法:以我左手食,将二指,掐按小儿曲池内,作凤二眼,以我右手仰拿儿小、食、无名四指摇之,似凤凰摇头之状。"

《厘正按摩要术》:"赤凤摇头法,法治寒热均宜,能通关顺气。将儿左掌向上,医用左手大、食、中指,轻轻捏儿胖肘,以右手大、食、中指,先捏儿小指,朝上向外顺摇二十四下,次肝指,次脾指,次肺指,再次捏肾指,俱顺摇二十四下,女摇右手亦朝上向外,各摇二十四下,即男顺女逆也。"

《推拿指南》:"此法治惊风。用两手托住儿头,轻轻摇之。"

【按语】

本法能通窍健脾、理气定喘,用于治疗胸胁胀满、寒热往来、腹胀腹痛等病症。

11. 猿猴摘果

《小儿按摩经》:"猿猴摘果势,化痰能动气。""猿猴摘果,以两手摄尔螺狮上皮,摘之。消食可用。"

《小儿推拿方脉活婴秘旨全书》:"猿猴摘果,祛痰截疟之先锋。""猿猴摘果法,左手大指、食指交动,慢动;右手大指、食指,快,上至关中,转至总筋左边,右上至关上。"

《小儿推拿广意》："猿猴摘果法，此法性温，能治痰气、除寒退热。医用左手食、中指捏儿阳穴，大指捏阴穴。寒证，医将右大指从阳穴往上揉至曲池，转下揉至阴穴，名转阳过阴；热证，从阴穴揉上至曲池，转下揉至阳穴，名转阴过阳，俱揉九次。阳穴即三关，阴穴即六腑也，揉毕再将右大指掐儿心、肝、脾三指，各掐一下，摇二十四下，寒证往里摇，热证往外摇。"

《幼科推拿秘书》："猿猴摘果，此勤疟疾，并除犬吠人喝之证之良法也，亦能治寒气除痰退热。其法：以我两手大、食二指提孩儿两耳尖，上往若干数，又扯两耳坠，下垂若干数，如猿猴摘果之状。"

《万育仙书》："猿猴摘果，消食化痰。医以两指摄儿螺蛳骨上皮摘之，又用两手拿儿两手虎口，朝两耳揉之。

【按语】

本法，性温，具有健脾理气、消食化痰、调整阴阳的功效，可用于治疗寒热往来、惊悸怔忡等病症。

12. 二龙戏珠

《医门秘旨》："用手掐小儿中指第一节，名曰二龙戏珠，外止吐，内止泻。"

《小儿按摩经》："二龙戏珠，以两手摄儿两耳轮戏之，治惊。眼向左吊则右重，右吊则左重；如初受惊，眼不吊，两边轻重如一，如眼上则下重，下则上重。"

《幼科推拿秘书》："此止小儿四肢掣跳之良法也，其法性温。以我食，将二指自儿总经上，参差以指头按之，战行直至曲池陷中，重揉。其头如圆珠乱落，故名戏珠。"

《厘正按摩要术》："二龙戏珠法，法主温。医将右大、食、中三指捏儿肝、肺二指。左大、食、中三指捏二阴阳二穴，往上一捏又一捏，捏至曲池五次。热证，阴捏，重阳捏轻；寒证，阳捏，重阴捏轻。再捏阴阳二穴，将肝、肺二指摇摆二九、三九是也。"

【按语】

本法，性温和，功能镇惊定搐、调和气血，用于寒热不和、惊证、四肢掣跳等病症。

13. 运土入水

《小儿按摩经》："以一手从肾经推去，经兑、乾、坎、艮至脾土按之，脾土太旺，水火不能既济，用之，盖治脾土虚弱。照前法反回是也。"

《幼科推拿秘书》："土者，脾土也，在大指。水者，坎水也，在小天心穴上。运者从大指上，推至坎宫。盖因丹田作胀，眼眴，为土盛水枯。运以滋之，大便结甚效。"

《厘正按摩要术》："运土入水，治水火不济者。"

《推拿抉微》："运土入水法，夏英白曰：从儿大指稍脾经推去，由震、艮、乾、兑位，至小指稍肾经按之，治小便赤涩。"

【按语】

本法，健脾，润燥通滞，用于腹泻、消化不良、二便闭结等病症。

14. 运水入土

《小儿按摩经》："以一手从肾经推去，经兑、乾、坎、艮至脾土按之，脾土太旺，水火不能既济，用之，盖治脾土虚弱。"

《小儿推拿方脉活婴秘旨全书》："运水入土膨胀止，水衰土盛眼将眴。"

《幼科推拿秘书》："土者，胃土也，在板门穴上，属艮宫。水者，肾水也，在小指外边些。运者，以我大指，从小儿小指侧巅，推往乾坎艮也。此法能治大小便结、身弱肚起青筋、痢泻诸病。盖水盛土枯，运以润之，小水勤动甚效。"

《厘正按摩要术》："运水入土，治水旺土衰、食谷不化者。"

《推拿抉微》："运水入土法，夏英白曰：从儿大指稍肾经推去，由兑、乾、坎、艮、震位，至大指稍脾经按之，补脾土虚弱。"

【按语】

本法，健脾利尿，主治小便赤涩、频数、少腹胀痛、大便秘结等病症。

15. 水底捞月

《小儿按摩经》："水底捞月大寒。做法：先清天河水，后五指皆跪，中指向前跪，四指随后，右运劳宫，以凉气呵之，退热可用。若先取天河水至劳宫，左运呵暖气，主发汗，亦属热。""水底捞月最为良，止热清心此是强。"

《小儿推拿方脉活婴秘旨全书》："水底捞明月，主化痰，潮热无双。""水底捞明月法，大凉。做此法，先掐总筋，清天河水，后以五指皆跪，中指向前，众指随后，如捞物之状，以口吹之。"

《秘传推拿妙诀》："水里捞明月，凡诸热证热甚，以水置病者手中，医人用食指杵从内劳宫左旋，如擂物状，口呵气，随指而转数回，径推上天河，又仍前法行数次，此退热之良法也，但女右旋。"

《小儿推拿广意》："法曰：以小儿掌向上，医左手拿住，右手滴水一点于儿内劳宫，医即用右手四指扇七下，再滴水于总经中，即是心经，又滴水天河，即关腑居中，医口吹上四五口，将儿中指屈之，医左大指掐住，医右手捏拳，将中指节自总上按摩到曲池，横空二指，如此四五次。在关踢凉行背上，在腑踢[1]凉入心肌。此大凉之法，不可乱用。"

【注释】

[1] 踢：以足蹴物，用脚特别是足尖触击的意思。这里引申为促使的意思。

《幼科推拿秘书》："水底捞明月，此大凉之法也。水底者，小指边也。明月者，手心劳宫也。其法：以我手拿住小儿手指，将我大指自儿小指旁尖推至坎宫，入内劳宫轻拂起，如捞明月之状。再一法，或用凉水点入内劳，其热即止。盖凉入心肌，行背上，往脏腑，大凉之法，不可乱用。"

【按语】

水底捞月，又名水里捞明月、水底捞明月。本法，大凉，有清心、退热、泻火之功。用于治疗一切高热神昏、热入营血、烦躁不安、便秘、口臭等实热病症。

16. 打马过天河

《小儿按摩经》："打马过河，温凉。右运劳宫毕，屈指向上，弹内关、阳池、间使、天河边，生凉退热用之。"

《小儿推拿方脉活婴秘旨全书》："打马过天河，止呕，兼乎泻痢。""打马过天河，温凉。以三指在上马穴边，从手背推到天河头上。与捞明月相似（俗以指甲弹响过天河者，非也）。"

《秘传推拿妙诀》："打马过天河，中指午位属马，医人开食、中二指弹病者中指甲十余下，随拿上天河位摇按数次，随用食、中二指从天河上密密打至手弯止，数次。"

《万育仙书》："打马过天河，温和法，通经行气。先右运劳宫，后以左手拿儿大、小二指，向后用食、中、无名三指从天河打至手弯止。"

《小儿推拿广意》："打马过天河法，此法性凉去热。医用左大指掐儿总筋，右大中指如弹琴，当河弹过曲池，弹九次，再将右大指掐儿肩井、琵琶、走马三穴，掐下五次是也。"

《幼科推拿秘书》："打马过天河，此能活麻木、通关节脉窍之法也。马者，二人上马穴也，在天门下。其法：以我食、将二指，自小儿上马处打起，摆至天河，去四回三，至曲池内弹，如儿辈嬉戏打破之状。此法退凉去热。"

【按语】

本法又称"打马过河""打马过天门"，从文献摘要中可知本法有 6 种操作方法，但临床上以《万育仙书》中记载的操作方法为常用。本法能清热通络、行气活血，用于治疗高热烦躁、惊风、抽搐等实热病症。

17. 引水上天河

《幼科铁镜》："心热额色红燥，或舌红紫，或舌红而肿，或小便赤，赤而涩，涩而痛，或烧热，皆心热也。推法：运掌从坎入艮，退下六腑，水底捞明月，引水上天河，治用犀角解毒汤。"

【按语】

本法，性凉，主治发热。

18. 取天河水

《厘正按摩要术》："取天河水法，法主大凉，病热者用之。将儿手掌向上，蘸冷水由天河水推至内劳宫。如蘸冷水由横纹推至曲池，为推天河水法；蘸冷水由内劳宫直推至曲池为大推天河水法。"

《厘正按摩要术》："推天河水，天河水在总经之上，曲池之下。蘸水，由横纹推至天河，为清天河水。蘸水，由内劳宫推至曲池，为大推天河水；蘸水，由曲池推至内劳宫，为取天河水，均是以水济火，取清凉退热之义。"

【按语】

清天河水、大推天河水、取天河水，三法性大凉，主治高热症。目前，临床常用清天河水和大推天河水法来清热。

19. 孤雁游飞

《小儿按摩经》："孤雁游飞法，以大指自脾土外边推去，经三关、六腑、天门、劳宫边，还止脾土，亦治黄肿也。"

《推拿抉微》："孤雁游飞法，夏英白曰：从儿大指尖脾经外边推上去，经肱面左边，至肱下节大半处，转至右边，经手心，仍到儿大指头止，治黄肿虚胀。"

【按语】

本法，和气血，治疗黄肿、虚胀。

20. 飞经走气

《小儿按摩经》："飞经走气能通气。""飞经走气，先运五经，后五指开张一滚，做关中用手打拍，乃运气行气也，治气可用。又以一手推心经，至横纹住，以一手揉气关，通窍也。"

《小儿推拿方脉活婴秘旨全书》："飞经走气法，化痰，动气。先运五经文[1]，后做此法。用五指开张，一滚，一笃[2]，做至关中，用手打拍乃行也。"

【注释】

[1] 五经文：即五经纹穴，部位在手指第一指间关节横纹处。

[2] 笃：马行顿迟也。其本义是马行走缓慢的意思。

《秘传推拿妙诀》："飞经走气，传送之法。医人将大指对病者总心经位立住，却将食、中、名三指一站，彼此递向前去，至手弯止，如此者数次。"

《万育仙书》："飞经走气，传送行气法。先运五经，医用身靠儿背，将两手从腋下出奶傍，揉之。""运五经纹，自脾肝心肺肾五经，逐一拍揉之，动五脏之气。肚胀，血气不和，四肢掣跳，以大指往来推之。"

《小儿推拿广意》："飞经走气法，此法性温。医用右手捧拿儿手四指不动，左手四指从腕曲池边起，轮流跳至总上九次，复拿儿阴阳二穴，医用右手向上往外一伸一缩，传送其气，徐徐过关是也。"

《厘正按摩要术》："飞经走气法，法主温。医用右手拿儿手，四指不动。左手四指，从儿曲池边起，轮流跳至总经上九次，复拿儿阴阳二穴，将右手向上往外，一伸一缩，传送其气，徐徐过关也。"

【按语】

本法性温，能行一身之气、清肺利咽、化痰定喘，用于治疗失音、咽痛、咳喘、外感风寒等病症。

《万育仙书》在手部操作的基础上，又加上了在胁肋部揉法操作，当增加了理气化痰之功。

21. 飞金走气

《幼科推拿秘书》："此法去肺火，清内热，消膨胀，救失声音之妙法也。金者，能生水也；走气者，气行动也，其法性温。以我将指蘸凉水置内劳宫，仍以将指引劳宫水上天河去，前行三次，后转一次，以口吹气，微嘘跟水行，如气走也。"

【按语】

性温凉，功能泻火清热，用于肺热金破不鸣之失音、阳明热盛膨胀等病症。

22. 按弦搓摩

《小儿按摩经》："按弦搓摩，先运八卦，后用指搓病人手，关上一搓，关中一搓，关下搓，拿病人手，轻轻慢慢而摇，化痰可用。""按弦走搓摩，动气化痰多。"

《万育仙书》："按弦走搓摩，先运八卦，后用指搓病人手，关上、关中、关下各一搓。"

《小儿推拿广意》："按弦搓摩法，医用左手拿儿手掌向上，右手大、食二指，自阳穴上轻轻按摩至曲池，又轻轻按摩至阴穴止，如此一上一下九次为止。阳证关轻腑重，阴证关重腑轻。再用两手从曲池搓摩至关腑三四次，医又将右大、食、中指掐儿脾指，左大、食、中掐儿斗肘，往外摇二十四下，化痰是也。"

《推拿抉微》："按弦搓摩法，夏英白曰：用二大指搓手与肱之背面，各数下，再拿儿手掌，轻轻慢慢而摇，顺气化痰。"

【按语】

《厘正按摩要术》沿用《小儿推拿广意》之按弦搓摩法操作法。张振鋆将掐儿脾指及掐儿斗肘改为捏儿脾指和捏儿斗肘。由掐改捏，当更妥贴。并且在《厘正按摩要术·卷三·音释》中指出："捏：音列，捻聚也。"《小儿推拿直录》也沿用《小儿推拿广意》之操作法，并指出本法亦能治诸惊。

《幼科推拿秘书》："按弦走搓摩，此法治积聚，屡试屡验。此运开积痰、积气、痞疾之要法也。弦者，勒肘骨也，在两胁上。其法：着一人抱小儿坐在怀中，将小儿两手抄搭小儿两肩上，以我两手对小儿两胁上搓摩至肚角下，积痰积气自然运化。若久痞则非一日之功，须久搓摩方效。"

【按语】

两种按弦走搓摩操作部位截然不同，一种是在手臂上操作，一种是在胁肋部操作。都具有理气化痰、健脾消积作用，用于治疗胸胁不畅、咳嗽气喘、痰涎壅盛、食积、食滞等病症。目前，小儿推拿中的按弦走搓摩操作是在胁肋部。

23. 老汉扳罾

《小儿按摩经》："老汉扳缯[1]，以手掐大指根骨，一手掐脾经摇之，治痞块也。"

《小儿推拿方脉活婴秘旨全书》："老翁绞罾合猿猴摘果之用。"

《保赤推拿法》"老汉扳罾法，一手掐儿大指根骨，一手掐儿大指尖脾经，能消食治痞块。"

【注释】

[1] 缯，古代对丝织品的总称。罾，一种用木棍或竹竿做支架的方形渔网。故"老汉扳缯"当为"老汉扳罾"之误，为老汉扳渔网的意思。

【按语】

本法能健脾消食，用于治疗食积痞块、脘腹胀满、食少纳呆、疳积体瘦等病症。

24. 揉耳摇头

《保赤推拿法》："揉耳摇头法，于掐天庭各穴后，将两手捻儿两耳下垂，揉之，再将两手捧儿头摇之。"

【按语】

本法能和气血，治疗惊证。

25. 开璇玑

《幼科集要》："武宁杨光斗曰：璇玑者，胸中、膻中、气海穴（在脐下）也。凡小儿气促，胸高，风寒痰闭，夹食腹痛，呕吐泄泻，发热搐搦，昏迷不醒，一切危险急症，置儿密室中，不可当风。医用两手大指蘸姜葱热汁，在病儿胸前左右横推，至两乳上近胁处，三百六十一次，口中记数，手中推周天之数，乃为奇，璇玑推毕，再从心坎用两大指左右分推至胁肋六十四次，再从心坎推下脐腹六十四次，再用热汁入右手掌心，合儿脐上，左挪六十四次，右挪六十四次，挪[1]毕，用两手自脐中推下少腹六十四次。再用两大指蘸汁推尾尻穴，至命门两肾间，切不可顺推，此法屡试屡验。"

【注释】

[1] 挪，本义是指移动。如挪动、挪移。引申指"揉搓。"

【按语】

本法具有宣通气机、消食化痰之功效，用于治疗痰闭胸闷、咳喘气促、食积、腹胀、腹痛、呕吐、泄泻、外感发热、神昏惊搐等病症。

26. 摇斗肘

《小儿按摩经》："斗肘走气，以一手托儿斗肘运转，男左女右，一手捉儿手摇动，治痞。"

《幼科推拿秘书》："斗肘穴，在手肘曲处高起圆骨处。""斗肘，膀膊下肘后一团骨也。""斗肘穴重揉之顺气生血也。"

《万育仙书》："斗肘，掐惊。"

《小儿推拿直录》："揉斗肘大转，能使小儿气血通和定搐。"

【按语】

斗肘穴可掐揉，并摇臂。本法能行气、顺气、生血、通经、活络，用于治疗痹症等。

27. 天门入虎口

《小儿按摩经》："用右手大指掐儿虎口，中指掐住天门，食指掐住总位，以左手五指聚住揉斗肘，轻轻慢慢而摇，生气顺气也。又法：自乾宫经坎艮入虎口按之，清脾。"

《幼科推拿秘书》："天门入虎口重揉斗肘穴，此顺气生血之法也。天门即神门，乃乾宫也。斗肘，膀膊下肘后一团骨也。其法：以我左手托小儿肘，复以我右手大指叉入虎口，又以我将指管定天门，是一手拿两穴，两手三穴并做也。然必曲小儿手揉之，庶[1]肘处得力，天门虎口处又省力也。"

【注释】

[1] 庶，其衍义为表示希望发生或出现某事，进行推测。相当于"但愿、或许"的意思。

【按语】

天门的位置在小儿内八卦穴的乾卦的位置。骆氏特别强调在该手法操作时一定要屈曲小儿的手腕，使肘处得力，天门虎口处省力。也就是倡导推拿手法的省力原则。

《厘正按摩要术》："天门入虎口法，法主健脾消食。将儿手掌向上，蘸葱姜汤，自食指尖寅、卯、辰三关侧推至大指根。"

【按语】

张振鋆又指出了在天门入虎口手法操作时要用葱姜汁为介质同时其手法从寅、卯、辰位推至拇指根，差不多相当于从八卦穴的艮、震、巽位推至拇指根。基本上与《小儿按摩经》的第二种操作方法相同，该操作方法即是目前推拿临床所采用的操作方法。

本法能顺气生血、健脾消食，用于脾胃虚弱、气血不和证。

28. 龙入虎口

《小儿按摩经·诸穴治法》："板门穴，往外推之，退热除百病；往内推之，治四肢掣跳。用医之手大拇指，名曰龙入虎口。用手捻小儿小指，名曰苍龙摆尾。"

【按语】

本法，性凉，能退热、调和脾胃，用于发热、脾胃不和吐泻，除百病。

29. 老虎吞食

《小儿推拿方脉活婴秘旨全书·脚上诸穴图》："仆参穴，治小儿吼喘，将此上推下掐，必然甦[1]醒。如小儿急死，将口咬之，则回生，名曰老虎吞食。"

【注释】

[1] 甦，同"苏"。苏醒，死而复生的意思。

【按语】

用口咬小儿仆参穴，名曰"老虎吞食。"本法能开窍镇惊，用于昏厥、惊证。

30. 揉脐及龟尾并擦七节骨

《小儿按摩经》："掐龟尾，掐龟尾并揉脐，治儿水泻、乌痧、膨胀、脐风、月家盘肠等惊。"

《幼科推拿秘书》："揉脐及龟尾并擦七节骨，此治痢疾、水泻神效，此治泻痢之良法也。龟尾者，脊骨尽头间尾穴也；七节骨者，从头骨数第七节也。其法：以我一手，用三指揉脐；又以我一手，托揉龟尾；揉讫，自龟尾擦上七节骨为补，水泻专用补。若赤白痢，必自上七节骨擦下龟尾为泄。推第二次，再用补。盖先去大肠热毒，然后可补也。若伤寒后，骨节痛，专擦七节骨至龟尾。"

【按语】

本法，性能泄热通便，又能温阳止泻。治疗小儿腹泻、便秘、急慢惊风等病症。本法也是齐鲁孙重三氏小儿推拿流派十三大手法之一，目前小儿推拿临床治疗小儿腹泻、便秘常用的推拿法。

31. 总收法

《幼科推拿秘书》："诸症推毕，以此法收之。久病更宜用此，永不犯。其法：以我左手食指，掐按儿肩井陷中，乃肩膊眼也；又以我右手紧拿小儿食指无名指，伸摇如数，病不复发矣。"

【按语】

本法，提神、开通气血，用于感冒、上肢酸痛等病症（使病不复发，操作结束收功及久病用之。能通行一身之气血，诸症推毕，均宜此法收之。）

32. 推五经法

《小儿推拿广意》："推五经法，五经者即五指尖也，心肝脾肺肾也，如二三节即为六腑。医用左手四指托儿手背，大指掐儿掌心，右手食指曲儿指尖下，大指盖儿指尖，逐指推运往上，直为推，往右顺运为补，往左逆运为泻。先须往上直推过，次看儿寒热虚实，心肝肺指或泻或补，大指脾胃只宜多补。如热甚可略泻，如肾经或补或泻；或宜清，如清肾水，在指节上往下直退是也。"

【按语】

推脾经、推肝经、推心经、推肺经、推肾经统称为推五经，专治五脏病变。根据脏腑虚实灵活运用补、清之法。肝、心经一般宜清不宜补，脾、肾经一般多用补法。

第三节　手法补泻

补虚泻实是中医推拿治疗的基本法则。推拿手法补泻是指在中医学和现代医学理论指导下，通过改变医者手法的轻重、方向、频率、时间给机体不同的刺激，通过调整人体的阴阳与虚实从而达到扶正祛邪、防治疾病，促进患儿康复的目的。推拿手法补泻具有以下特点：

1. 轻重补泻

《幼科推拿秘书》曰："标本缓急重与轻，虚实参乎病症，初生轻描点穴，二三用力方凭，五七十岁推渐深，医家次第审明。"

【按语】

一般规律而言，轻手法为补，重手法为泻。即作用时间较短的重刺激，谓之"泻"；作用时间较长的轻刺激，谓之"补"。具体运用时应根据患儿年龄大小、寒热虚实、标本缓急灵活掌握。

2. 方向补泻

（1）直推

《幼科推拿秘书》："自龟尾擦上七节骨为补……自上七节骨擦下龟尾为泄……推肚脐须蘸汤往小腹下推，则泻；由小腹往上推，则补。"

【按语】

一般来讲，常以气血运行方向考虑，多主张向心为补，离心为泻，如心经、肝经、肺经、脾经、小肠经，向指根（向心性）方向直推为补，向指尖（离心性）直推为泻。

（2）旋推

《幼科推拿秘书》曰："补泻分明寒与热，左转补兮右转泻……虚者补之实者泻。"

《小儿按摩经》曰："掐脾土，曲指左转为补，直推之为泻。"

《小儿推拿广意》曰："运太阳，经耳转为泻，经眼转为补。""补者，往指根里推也，如推脾土，须屈小儿大指，从指之外边侧推到板门，此为补，伸儿指者非也。泻者，向指根任外推也。推脾不宜，惟推肝肾肺以泻火如此。"

【按语】

一般而言，旋推为补。

3. 缓急补泻

《厘正按摩要术》曰："缓摩为补，急摩为泻。"

【按语】

手法徐缓，频率低，幅度小，则刺激量小，为补，有疏通气血、扶正补虚的作用，适合于病程长、病情缓、体质差的患儿。手法疾快，频率高，幅度大，为泻，有开窍醒脑、活血化瘀、消肿止痛等作用，适合于病势急迫、病情重、体质强健的患儿。

4. 次数补泻

《推拿三字经》曰："大三万，小三千，婴三百，加减良。"

《保赤推拿法》曰："儿之大者，病之重得，用几千次，少则几百次。"

【按语】

手法持续操作时间的长短，也是调控手法补泻效应的重要因素，一般认为推拿时间长为补法，推拿时间短为泻法。手法次数的多寡，还应据患儿年龄大小、病症虚实灵活掌握补泻。

5. 手法平补平泻法

《推拿三字经》曰："若泻肚，推大肠……来往忙。"

《实用小儿推拿》曰："左右顺逆转揉之为平补平泻。"

【按语】

手法平补平泻，指医者以手法在患儿穴位上来回推，或左右各推揉半数。

第八章 小儿常见病症文献选读

第一节 发 热

《小儿推拿广意》

诸热元初各有因，对时发者是潮名。乍来乍止为虚症，乍作无寒属骨蒸。

夫胎热者，儿生三朝，旬月之间，目闭而赤，眼胞浮肿，常作呻吟，或啼叫不已，时复惊烦，遍体壮热，小便黄色。此因在胎之时，母受时气热毒，或误服温剂，过食五辛，致令热蕴于内，熏蒸胎气，生下因有此症，名曰胎热。若经久不治，则成鹅口、重舌木舌、赤紫丹瘤等症。又不可以大寒之剂攻之，热退则寒起，传作他症，切宜慎之。

治法：推三关、退六腑、三焦、分阴阳、天河、揉外劳、运八卦（自坤至坎宜多二次）、掐肾水、五总、十王穴、运斗肘、水里捞明月，虎口、曲池各用灯火一燋。

潮热者，时热时退，来日根据时而发，如潮水之应不差，故曰潮热。大抵气血壅盛，五脏惊热，熏发于外，或夹伏热，或宿寒。伏热者，大便黄而气臭；宿寒者，大便白而酸臭是也。

治法：推三关、补心经、运八卦、分阴阳、泻五经、掐十王、掐中指、六腑捞明月、斗肘。

惊热者，或遇异物而触目怔心，或金石之声而骇闻悚惧，是以心既受惊，而气则不顺，身发微热而梦寐虚惊，面㿠而汗，脉数烦躁，治当与急惊同法也。

治法：推三关、肺经、分阴阳、推扇门、清心经、天河、五经、掐总经、运斗肘、捞明月、飞经走气。

风热者，身热面青，口中亦热，烦叫不时，宜疏风解热。若热甚而大便秘者，下之可也。

治法：推三关、泻大肠、掐心经、泻肾水、运八卦、掐总经、清天河、二龙戏珠、运斗肘。

烦热者，血气两盛，脏腑实热，表里俱热，烦躁不安，皮肤壮热是也。如手足心热甚者，五心烦也。

治法：推三关、掐中指、泻五经、掐十王、运八卦、揉外劳、分阴阳、退六腑、捞明月、打马过天河、运斗肘。

脾热者，舌络微缩，时时弄舌，因脾脏积热，不可妄用凉剂。

治法：推三关、脾土、泻心火、肾水、运八卦、分阴阳、掐总经、推上三关（二十四）、退下六腑（八十）、捞明月、运斗肘。

虚热者，因病后血气未定，四体瘦弱，时多发热，一日三五次者。此客热乘虚而作，宜调气补虚，其热自退。

治法：推三关、补五经、捻五指、运八卦、捞明月、掐总经、推上三关（二十四）、退下六腑（八十）、分阴阳、飞经走气、运斗肘。

实热者，头昏颊赤，口内热，小便赤涩，大便秘结，肚腹结胀，此实热之症也。宜下之，泄去脏腑之热即安。

治法：推三关、泻五经、推大肠、清肾水、运八卦、推膀胱、分阴阳、捞明月、退六腑、打马过天河、飞经走气、运斗肘。

积热者，眼胞浮肿，面黄足冷，发热从头至肚愈甚，或恶闻饮食之气，呕吐恶心，肚腹疼痛。

治法：三关、五经、脾土、大肠、心经、三焦、肾水、运八卦、掐总筋、分阴阳、捞明月、退六腑、飞经走气、揉斗肘。

疳热者，皆因过餐饮食，积滞于中，郁过成热，脾家一脏，有积不治，传之别脏，而成五疳之疾。若脾家病去，则余脏皆安矣。

治法：推三关、补脾土、推大小肠、三焦、运八卦、掐总筋、分阴阳、捞明月、推上三关（二十四）、退下六腑（八十）、飞经走气、运斗肘。

血热者，每日辰巳时发，遇夜则凉，世人不知，多谓虚劳，或谓疳热，殊不知此乃血热症也。

治法：推三关、推上三关、退下六腑、分阴阳、运八卦、五经、掐十王、掐总筋、肾水、捞明月、揉斗肘、按弦搓摩、飞经走气。

骨蒸热者，乃骨热而蒸，有热无寒，醒后盗汗方止，非皮肤之外烧也。皆因小儿食肉太早，或素喜炙煿面食之类，或好食桃李杨梅瓜果之类，或至冬月衣绵太浓，致耗津液而成，或疳病之余毒，传作骨蒸，或腹内痞癖，有时作痛。

治法：三关、六腑、运五经、分阴阳、清天河、捞明月、肾水、掐总筋、大横纹、打马过天河。

壮热者，一向不止，皆因血气壅实，五脏生热，蒸熨于内，故身体壮热，眠卧不安，精神恍惚，蒸发于外，则表里俱热，其则发惊也。

治法：三关、六腑、肺经、分阴阳、推扇门、清心经、天河、五经、总经、运斗肘、捞明月、飞经走气。

温壮热，与壮热相类，而有小异，但温温不甚盛，是温壮也。由胃气不和，气滞壅塞，故蕴积体热，名曰温壮热。大便黄臭，此腹内伏热；粪白酸臭，则宿食停滞，宜微利之。

治法：三关、六腑、五经、大肠、肾水、运八卦、膀胱、分阴阳、捞明月、打马过天河。

《幼科推拿秘书》

诸热各有其因，要辨虚实寒冷。如胎热，儿生三朝旬日月间，目闭面赤，眼胞浮肿，常作吟呻，或啼哭不已，时复惊烦，小便黄色，此因在胎受母热毒，因有此症。若不速治，便成鹅口、重舌木舌、赤紫丹瘤等症。又不宜以大寒之法攻之，热退则寒起，传作他症，切宜慎之。法宜分阴阳，运八卦，清天河，水底捞明月，掐肾水，揉外牢。宜服延寿丹。

潮热往来

时热往来，来日依时而发，依时而退，如潮水之应不差，故名潮热。大抵因饮食不调，中有积滞，以致气血壅盛，热发于外。伏热者，大便黄而气臭；宿寒者，大便白而酸臭是也。法宜分阴阳，运八卦，运水入土，捞明月。宿寒加推三关，气凑则天门虎口斗肘。

惊热

心既受惊，气则不顺。身发微热，而梦寐虚惊。面㿠自汗，脉数烦躁，治当与急惊同，法宜分阴阳，运八卦，清心经，清肺经，清天河水，捞明月，二人上马。

风热

身热面清，口中亦热，烦叫不时，或大小便结。下之，法宜分阴阳，运八卦，掐心经，清肺经，清天河，二人上马，运水入土，捞明月。四肢掣跳，用二龙戏珠。便结，用双龙摆尾，退六腑。宜服延寿丹。

烦热

血气两盛，脏腑实热，表里俱热，烦燥不安，皮肤壮热是也。法宜分阴阳，运八卦，运五经，揉外牢，退六腑，清心经，清肺经，清天河，捞明月，以指掐涌泉为主。

脾热

舌络萎缩，时时弄舌。因脾脏积热，不可妄用凉法治。法宜分阴阳，运八卦，清心火，清脾经，掐总经，推三关，退六腑，二人上马，捞明月。合上俱宜服延寿丹。

虚热

因病后血气未定，四肢瘦弱，时多发热，一日三五次者。此客热乘虚而作，宜调气血补虚，其热自退。法宜分阴阳，运八卦，运五经，推三关，天门入虎口，揉斗肘，飞金走气，捞明月。

实热

头昏颊赤，口内热，小便赤涩，大便闭结，此实热之症也。宜下之，泄去脏腑之热即安。法宜分阴阳，运八卦，清大肠，清肾水，二人上马，捞明月，退六腑为主。

积热

眼胞浮肿，面黄足冷，发热从头至肚愈盛，或恶闻饮食气，呕吐恶心，肚腹疼痛。治法宜分阴阳，运八卦，推大肠，运五经，清心经。运土入水，捞明月，退六腑，天门虎口斗肘，飞金走气。宜服延寿丹。

疳热

因过餐积滞，郁遏成热，脾家一脏有积不清，传之别脏，遂成五疳之疾。若脾家病去，余脏皆安。法宜分阴阳，运八卦，推大肠，运土入水。推脾土，揉中脘，捞明月，虎口斗肘，掐总经，少推三关，多退六腑，揉涌泉。

血热

每日辰巳时发，遇夜则凉，非虚非疳，乃血热之症也。法宜分阴阳，运八卦，运五经，清肾水，二人上马，捞明月，揉斗肘，揉涌泉，推三关少，退六腑多。

骨蒸热

骨热而蒸，有热无寒，醒后渴汗方止，非皮肤之外热也。皆因小儿食肉太早，或多食炙煿面食之类，或好食生冷之物，或衣棉太厚，致耗津液而成，或疳疾之余毒，传作骨蒸。法宜分阴阳，运八卦，运五经，清天河，掐横纹，捞明月，打马过天河，运土入水。宜服延寿丹。

壮热

血气壅实，五脏生热，蒸熨于内，一向不止，眠卧不安，精神恍惚，重发于外，表里俱热，甚则发惊。法宜分阴阳，清天河，水底捞月，退六腑。宜服延寿丹。

温壮热

温温不甚热，与壮热相类而小异。由胃气不和，气滞壅塞，故蕴积体热，名曰温壮热。大便黄臭，宜微利之。法宜分阴阳，运八卦，运五经，清大肠，清肾水，捞明月，退六腑，虎口斗肘。热重不退，法宜清宜泄，水底捞月，揉涌泉，引热下行，揉脐及鸠尾。小儿口吐热气，身子不热，此心经热也。法宜分阴阳，运八卦，清心经，清天河，掐总经，补肾水。小儿诸热不退，法宜将水湿纸团放在小儿手心内，再用水底捞明月法，立效。以上诸热皆可推，唯小儿变蒸热，乃初生时阴阳水火，蒸于血气，而使形体渐长成就也，切不可推，推则受害。医者照前总论变蒸，按小儿生日计算之，则不差误矣。

《厘正按摩要术》

小儿发热，有表里虚实之异。何谓表热？外感寒邪，脉浮紧，苔微白，头疼，发热，身痛，无汗，恶风，恶寒者是也。何谓里热？小儿肥甘过度，致生内热，面赤，唇焦，舌燥，小溲赤涩，脉实有力者是也。何谓虚热？小儿气质虚弱，营卫不和，其证神倦气乏，又有阴盛格阳，外浮发热者，其面色虽赤，烦躁不宁，然小溲必清白，四肢必厥逆，方为真寒假热。何谓实热？小儿午后潮热，蒸蒸有汗，肚腹胀满，面唇红赤，口舌干燥，溲赤，便难，烦渴不止，啼哭不已，脉洪数有力者是也。辨证确，则施治不难矣。

胎热

儿生旬日间，目赤，身热，溲黄，啼哭，惊烦。由母受胎后，过食五辛，以致热蕴于内，熏蒸胎气而生，名曰胎热。久则有鹅口、重舌木舌、赤紫丹瘤等证，不可不预防也。

分阴阳二百遍，推三关一百遍，退六腑一百遍，推三焦三十六遍，清天河水五十遍，揉外劳宫一百遍，运内八卦一百遍，自坤至坎，宜多二次。掐肾水三十六遍，掐十王穴三十六遍，运斗肘三十六遍，水底捞明月三十六遍。凡推用葱水。焠法，焠虎口曲池。

【附】焠法：

焠法，楚人多用之。取肥白灯芯，截三四寸长，微蘸麻油，烘干，燃着，右手平持灯芯，以尾下垂，按穴焠之，一近皮肤即提起，煏[1]爆[2]有声。须手法灵捷，勿致灼伤肌肉。夏禹铸所谓元宵火也。

【注释】

[1]煏：音 bì，用火烘干。

[2]爆：音 bó，烘烤。

惊热

小儿见异物则惧，或闻声而心骇，心既受凉，气则不顺，身发微热，梦寐不安，脉数烦躁，与急惊相似。

分阴阳二百遍，推三关一百遍，退六腑一百遍，清心经一百遍，推二扇门一百遍，推肺经一百遍，掐中指巅五十遍，掐合谷五十遍，掐总经五十遍，清天河水三十六遍，掐揉威灵五十遍，运斗肘五十遍，捞明月三十六遍。凡推用葱汤。

疳热

小儿食积于中，郁久生热，自脾经失治，传之各脏，致成五疳之疾。若脾病去，则余脏皆安矣。

分阴阳二百遍，推三关一百遍，退六腑一百遍，推补脾土二百遍，天门入虎口一百遍，推大小肠一百遍，运内八卦一百遍，掐揉总经五十遍，运斗肘五十遍，摩运肚脐左右旋转，各二三百遍。分胸腹阴阳二百遍，凡推用葱姜水。

第二节 泄 泻

《小儿推拿广意》

肝冷传脾臭绿青，焦黄脾土热之形。肺伤寒色脓粘白，赤热因心肾热成。

胃为水谷之海，其精英流布以养五脏，糟粕传送以归大肠。内由生冷乳食所伤，外因风寒暑湿所感，饥饱失时，脾不能消，冷热相干，遂成泻利。若脾胃合气以消水谷，水谷既分，安有泻也？盖脾虚则吐，胃虚则泻，脾胃俱虚，吐泻并作。久泻不止，元气不固，必传慢惊，宜大补之。

治法：推三关、心经、清肾水、补脾胃、掐左端正、侧推大肠、外劳宫、阴阳、八卦、揉脐及龟尾、掐肚角两旁、补涌泉、掐承山。寒症加黄蜂入洞、三关、六腑、斗肘；热症加捞明月、打马过天河、三关、六腑、斗肘。

霍乱者，挥霍撩乱也。外有所感，内有所伤，阴阳乖隔，上吐下利，胜扰闷痛是也。

治法：三关、肺经、八卦、补脾土、大肠、四横纹、阴阳、二人上马、清双龙摆尾。又将独蒜一个，捣碎，将烧纸隔七层敷脐。若起泡用鸡蛋清涂之，即愈。

《幼科推拿秘书》

胃为水谷之海，其精英流布，以养五脏，糟粕传送，以归大肠。若内由生冷乳食所伤，外因风寒暑湿所感，饥饱失时，脾不能消，冷热相干，遂成水泻。苟脾胃合气以消水谷，水谷既分，安有泻也？盖脾虚则吐，胃虚则泻，脾胃两虚，吐泻并作。久泻不止，元气下脱，必传慢惊，宜大补之。法宜分阴阳，运八卦，侧推大肠到虎口，补脾土，推三关，运水入土，揉脐及龟尾讫，推补七节骨即止。如热加捞明月，打马过天河。诗云：肝冷传脾臭绿青，焦黄脾土热之形。肺伤寒色脓黏白，赤热因心肾热成（成霍乱）。霍乱者，挥霍撩乱也。外感内伤，阴阳乖隔，上吐下泻，心烦气闷之症也。法宜分阴阳，运八卦，运五经，侧推大肠，补脾土，掐四横纹，运水入土，推三关，退六腑，板门推至大横纹，横纹推转至板门。

《厘正按摩要术》

泄泻者，胃中水谷不分，并入大肠，多因脾湿不运。《内经》所谓湿多成五泄也。小儿致病之原，或内由生冷乳食所伤，或外因风寒暑湿所感，抑或饥饱失时，脾不能运，冷热相干，遂成泄泻。甚至久泻不止，元气渐衰，必成慢惊重症。内治宜分消，宜温补。

分阴阳二百遍，推三关一百遍，退六腑一百遍，推补脾土二百遍，推心经八十遍，推清肾水一百遍，掐左端正二十四遍，侧推大肠八十遍，揉外劳宫四十九遍，运八卦一百遍，揉脐及龟尾二百遍，掐承山三十遍，打马过天河八十遍，摇斗肘八十遍。属寒者，加黄蜂入洞，二十四遍；属热者，加捞明月，二十四遍。

按：泄泻证皆兼湿，初宜分理中焦，渗利下焦，久则升举。必至脱滑不禁，方以涩药固之。李士材治泻有九法：淡渗、升提、清凉、疏利、甘缓、酸收、燥脾、温肾、固涩。然有因痰而泄者，又宜以痰泄之法治之。若仅以按摩施之，则拘矣。

第三节　惊　风

《小儿按摩经》

急惊，因食生冷积毒以伤胃，肺中有风，痰裹心经心络之间，手捏拳，四肢掣跳，口眼歪斜，一惊便死是也。推三关、脾土、运五经、猿猴摘果各二十，推肺经、运八卦、推四横纹各五十，掐五手指节三次，煅鼻梁、眉心、心演、总筋、鞋带，以生姜热油拭之，或在腕上阴阳掐之。

慢惊，因乳食之间，受其惊搐，脾经有痰，咬牙，口眼歪斜，眼闭，四肢掣跳，心间迷闷，即是脾肾亏败，久疟被吓。推三关一百，补脾土、推肺经各二百，运八卦五十，掐手五指节、赤凤摇头各二十，天门入虎口，揉斗肘一十，运五经三十。若人事不省，于总筋心穴掐之，或鼻大小，于手青筋上掐之；若心间迷闷，掐住眉心，良久便好。两太阳、心演，用潮粉热油拭之，煅心窝上下三壮，手足心各四壮。其气不进不出，煅两掌心、肩膊上、喉下各一壮。

夜啼惊，因吃甜辣之物，耗散荣卫，临啼四肢掣跳，哭不出，即是被吓，心经有热。一推三关二十，清天河二百，退六腑一百，分阴阳、清肾水、水底捞月各五十。

潮热惊，因失饥伤饱，饮食不纳，脾胃虚弱，五心烦热，遍身热，气吼口渴，手足常掣，眼红。推三关一十；推肺经二百，推脾土、运八卦、分阴阳各一百，二扇门二十。要汗后，再加退六腑、水底捞月各二十。

《小儿推拿广意》

急惊，口眼歪斜，四肢抽掣，痰壅心迷，人事不省，其状如死，名曰急惊。

乃肝经积热，风火之证也。治法：三关、六腑、肾水、天河、脾土二百、肺经、运五经、掐五指节、猿猴摘果、咬昆仑穴，推三阴穴，急惊从上往下。

慢惊，面青唇白，四肢厥冷，人事昏迷，手足抽掣，眼慢痰壅，名曰慢惊。由大病之余，吐泻之后，脾土虚败，肝木无风而自动也。治法：先掐老龙穴，有声可治，无声不可治；次用艾灸昆仑穴，推三关、肾水、肺经、八卦、脾土，掐五指节、运五经、运八卦、赤风摇头、二龙戏珠、天门入虎口；用灯火手足心四燋，心上下三燋。三阴穴，慢惊从下往上。

《幼科推拿秘书》

惊风门

小儿有热，热甚生惊，惊甚发搐，又盛则牙关紧急，而八候生焉。八候，搐、搦、掣、颤、反、引、窜、视也。搐者，儿两手伸缩；搦者，十指开合；掣者，势如相扑；颤者，头偏不正；反者，身仰向后；引者，臂若开弓；窜者，目似怒视；视者，露睛不活。是八候也。又有惊、风、痰、热之四症，相因而生。二十四惊之症，然总不外急慢两端。

急慢惊风歌

急惊推拿宜泄，痰火一时相攻。自上而下莫从容，攻去痰火有用。推拿慢惊须补，自下而上相从。一切补泄法皆同，男女关腑异弄。急惊父母惶恐，慢惊医者担心。不语口闭眼翻睁，下便掐威灵。大指两手齐掐，儿嫩隔绢为轻。一声叫醒得欢欣，不醒还须法应。口鼻业已无气，心窝尚觉微温。人中一烛四肢心，后烛承山有准。囟陷不跳必死，开而跳者还生。再掐中冲要知音，知痛声音动听。太溪眼可掐动，肾头指掐亦苏醒。两乳穴下探死生，舍此何须又论。慢因吐泻已久，食积脾伤而成。先止吐泄补脾经，莫使慢惊成症。脾虚积食不消，胃冷饮食难进。气虚吐弱甚，慢脾惊候一定。面上已无气色，痰又满在咽喉。慢惊风症使人愁，补脾清痰速救。慢惊诸法无救，用艾米粒为形。百会三壮烛醒醒，久咳又烛乳根。

急惊风

手足捻拳，四肢乱抓，掣跳，口斜眼偏。其原因喧响受喝，宜安神，掐威灵为主。又指心经中冲穴，掐四横纹。清肺经、分阴阳，运八卦，运五经，捞明月，清天河，猿猴摘果，清心经。方用大田螺，拨开眼盖，放冰片三厘，少刻成水，茶匙挑入儿脐内，虽一叫而死，即刻醒活立愈。

慢惊风

眼翻白不食乳，四肢瘫软，泄气无时。其原因内伤已久，胃气渐脱。宜补脾土为主，分阴阳，运八卦，补肺经，推三关，揉小天心，走搓摩，赤凤摇头。若手法不能，日又必推三关，以补元气为主。

夜啼惊

遇晚悲啼，哭声不止。其原因心火上炎，邪火入心。面红，宜安神清心为主。又分阴阳，运八卦，清肺经，捞明月，清天河，退六腑。方用延寿丹，灯心烧灰，水调服，搽乳上，儿食乳下之亦可。

潮热惊

遍身不时发热，口喝气喘。其原因乳食伤风，乃诸病之萌芽。宜清天河为主，又分阴阳，运八卦，揉二扇门取微汗，捞明月，掐五指节。

《厘正按摩要术》

惊风者，惊生于心，风生于肝。小儿热盛生风，风盛生痰，痰盛生惊。惊盛则肘臂伸缩为搐，十指开合为搦，肩头相扑为掣，手足动摇为颤，身仰后向为反，手若开弓为引，目直似怒为窜，露睛不活为视，是为八候也。疗惊必先豁痰，豁痰必先祛风，祛风必先解热，而解热又必辨风、寒、暑、湿、燥、火外感之邪，必先辨之而后去之。其惊风有急有慢，分为两门，其证异，其法亦异。

急惊

证多暴发，壮热烦急，面赤唇红，痰壅气促，牙关紧急，二便秘涩，或由风寒郁闭，或由热邪阻塞，痰滞经络所致。掐揉合谷穴三十六遍，掐揉中指巅二十四遍，掐揉威灵穴五十遍，分阴阳三百遍，推三关二百遍，退六腑二百遍，推肾水一百遍，推天河水二百遍，推脾土、补清各一百，推补肺经二百遍，运五经二十遍，掐五指节二十六遍，猿猴摘果二十遍，咬昆仑穴三次，推三阴穴，急惊由上至下二十四遍，清天河水二百遍，揉内劳宫二百遍，运八卦一百遍。凡推法，用葱椒水，再以水调蛤粉，敷头顶心、手足心并太阳等处，暂禁乳食。用汗法、通脉法。寒用疏表法，热用清里法。

【附】汗法

周于蕃曰：凡小儿寒热互作，鼻流清涕，或昏迷不醒，一切急慢惊风等证，须用葱姜煎汤，以左手托病者头后，用右手大指面，蘸汤摩洗两鼻孔三十六次，谓之洗井灶，以通脏腑之气。随用两大指，蘸汤摩洗鼻两边二十四次，后又蘸汤，由鼻梁山根，推至印堂囟门三十六次，再用两手食指、中指、无名指、小指将病者两耳攀转向前，掩两耳门，即以两大指自天庭左右，分推两额各三十六次，又以大指掐两太阳并印堂二十四次，掐后又将全指揉二十四次，再用两大指按两太阳，两中指按脑后两风池穴，一齐着力，按、摇三十六次，令小儿大哭出汗，即当时无汗，随后亦自有汗，或蘸葱姜汤推肺俞穴、一窝风、内劳宫、二人上马等处，皆取汗法也。总之，面部通脏腑，无论何证，以取汗诸法为最。但蘸汤推摩后，须用手掌揩之，令头面皆干，恐水湿反招风也。即有病自汗者，亦用以取正汗，汗后须推脾土以收之。是法于风寒外感最宜，若内伤则又宜参酌也。

按：周氏汗法，求其来历不可得，岂周氏独出心裁欤？抑本之异人传授欤？余用以治外感诸邪，灵妙异常。

【附】通脉法

陈飞霞曰：小儿忽手足厥冷，总由表邪闭其经络，或风痰阻其营卫，又或大病后阳气不达于四肢。速用生姜煨熟，捣汁半小杯，略入麻油调匀，以指蘸取，摩两手足心，兼用搓揉，以通经络，俟其热回，以纸拭之。此法不论阴阳虚实，用之皆效。

【附】疏表法

陈飞霞曰：凡小儿无论风寒食积，将出痘疹，于发热时，宜用葱一握，捣烂取汁，少加麻油和匀。以指蘸葱油，摩运两手心，两足心，并前心头面项背诸处，每处二十四下，随以厚衣裹之，并蒙其首，取微汗不可大汗。此等汗法，最能疏通腠理，宣通经络，使邪气外出，不致久羁营卫，而又不伤正气，可以佐周于蕃用汗法也。

【附】清里法

陈飞霞曰：小儿身热至二三日后，邪已入里，五心烦热，坐卧不宁，口渴多啼，胸满气急，面赤唇焦，大小便秘，此为内热也。用鸡蛋一枚，去黄取清，入麻油约与蛋清相等，再加雄黄末一钱，搅匀炖温。以妇女乱发一团，蘸蛋清于胸口拍之，至脐轮止，须拍半个时之久，即以所用之发，敷于胸口，以布扎之，一炷香后即去，以蛋清滋阴退热，麻油、雄黄拔毒凉肌。身有热者，用之能退，即无热而啼哭焦烦，神志不安，去蛋清，专用麻油雄黄，乱发拍之，敷胸口，即时安卧。是法救危险之证，功难殚述也。

慢惊

面青唇白，四肢厥冷，人事昏迷，手足搐掣，两目无神，睡则露睛，神色凄惨，大便色青。总由误汗误下，脾土虚败所致。

掐老龙穴三次，灸昆仑穴三壮，分阴阳二百遍，推三关二百遍，推肺经二百遍，推肾水二百遍，推补脾土二百遍，掐五指节二十遍，运五经三十遍，运八卦一百遍，赤凤摇头二十遍，二龙戏珠三十遍，天门入虎口三十遍，推三阴穴，慢惊从下往上，揉小天心二百遍。凡推法，用葱姜加香麝水，用焠法，用纳气法，用灸法。

按：惊风，原小儿应有之证，第近来各家言惊风者，沿为二十四种，后增四种，后又增数种，至三十余种。列名既多，愈觉诞妄。治法应豁痰以疗惊，驱风以止掣，以祛邪为主。奈庸夫村妇，用针挑筋以治惊，不知惊之为惊，而误以为筋骨之筋也。舌吐如蛇舌，故惊名蛇丝。手足乱舞如马蹄，故惊名马蹄。口动如鱼呿水，故惊名鲫鱼。倘因病形以立名，则将来惊风名目，有不可胜数者矣。夏禹铸辟谬甚是。余以急惊、慢惊为两门。急惊属阳，古称阳痫[1]；慢惊属阴，古称阴痫。盖是证，中土已虚，风木始动，延久即见惊骇之状耳，实则非因惊而起也。奈世俗不知，一询医者不识惊名，即以医为无技。以故种种惊名，不可不知，亦以免俗眼揶揄[2]尔。

【注释】

[1] 痫：音 xián，出《素问·大奇论》。一种发作性神志异常的疾病。

［2］揶揄：音 yé yú，耍笑；嘲弄。

【附】纳气法

陈飞霞曰：小儿虚脱喘急，真气浮散，适值危亡之顷，诸药莫效，用吴茱萸五分、胡椒七粒、五倍子一钱，研极细末，和酒成饼，填实肚脐，以带扎之，其气自顺。

第四节　呕　吐

《小儿推拿广意》

面青唇白胃曾惊，吐呃[1]黄痰冷热并。乳食不通干呕逆，调和脾胃立惺惺[2]。

有物有声名曰呕，干呕则无物。有物无声名曰吐，呕者有痰，吐则无声，呕吐出物也。胃气不和，足阳明经胃脉络而兼之。气下行则顺，今逆上行作呕吐，有胃寒、胃热之不同，伤食、胃虚之各异，病既不一，治亦不同。诸吐不思食要节乳，凡吐不问冷热，久吐不止，胃虚生风，恐成慢惊之候，最宜预防。如已成慢脾风症，常呕腥臭者，胃气将绝之兆也。

热吐者，夏天小儿游戏日中，伏热在胃；或乳母感冒暑气，乘热乳儿；或过食辛热之物，多成热吐。其候面赤唇红，五心烦热，吐次少而出多，乳片消而色黄是也。

治法：推三关、脾胃、肺经、十王穴、掐右端正、运水入土、八卦、分阴阳赤风摇头、揉总经、六腑、揉斗肘。

冷吐者，冬月感冒风寒；或乳母受寒，乘寒乳儿，冷气入腹；或食生冷，或伤宿乳，胃虚不纳，乳片不化。喜热恶寒，四肢逆冷，脉息沉微，吐次多而出少者，是也。

治法：推三关、补脾胃、肺经、掐右端正、八卦、分阴阳、黄蜂入洞、赤风摇头、三关（八十）、六腑（二十四）。

伤食吐者，夹食而出。吐必酸臭，恶食胃痛，身发潮热是也。

治法：推三关、五指尖、掐右端正、推脾土、八卦、分阴阳、捞明月、打马过天河、六腑、斗肘。

虚吐者，胃气虚弱，不能停留乳食而作吐也。

治法：推三关、补五经、多补脾胃、掐右端正、运土入水、八卦、分阴阳、赤凤摇头、三关（二十四）、六腑、补大肠、斗肘。

【注释】

[1] 呗：音 xiàn，不作呕而吐，亦泛指呕吐。

[2] 惺惺：音 xīng xīng，聪明，机灵。

《厘正按摩要术》

吐证有三，曰呕，曰吐，曰哕。哕，即干呕也。先贤谓呕属阳明，有声有物，气血俱病也。吐属太阳，有物无声，血病也。哕属少阳，有声无物，气病也。独李东垣谓呕、吐、哕，俱属脾胃虚弱。洁古老人又从三焦以分气、积、寒之三因，然皆不外诸逆上冲也。宜分虚实，别寒热以治之。

热吐

小儿为稚阳之体，邪热易感，或则乳母过食厚味，以致热积胃中，将热乳吮儿，或则小儿过食煎煿之物，以及辛热诸品，遂令食入即吐。其证面赤唇红，口渴饮冷，身热便赤，吐次虽少而所出甚多，乳汁化而色黄也。内治以温胆加黄连、麦冬主之。

分阴阳二百遍，推三关一百遍，退六腑一百遍，推肺经一百遍，推脾经一百遍，运水入土一百遍，运八卦一百遍，赤凤摇头五十遍，掐十王穴二十四遍，掐右端正二十四遍，揉总经八十遍，揉斗肘八十遍。

寒吐

因小儿过食生冷，或乳母当风取凉，使寒气入乳，将寒乳吮儿，以致胃虚不纳，乳汁不化。其证喜热恶寒，面唇色白，四肢逆冷，朝食暮吐，吐出之物，不臭不酸，吐次多而所出少也。内治宜温中主之。

分阴阳二百遍，推三关一百遍，退六腑一百遍，推补脾土一百遍，推肺经八十遍，运八卦一百遍，掐右端正三十六遍，黄蜂入洞二十四遍，赤凤摇头二十四遍，摇斗肘五十遍。

实吐

内伤食滞，胃不能纳，每吐必有酸臭之味，身发潮热，见食则恶，胸腹胀满，二便秘涩，痞硬疼痛，口渴，思饮寒凉也。内治以下法主之。

分阴阳二百遍，推三关一百遍，退六腑一百遍，推脾土一百遍，运八卦八十遍，掐五指尖二十四遍，掐右端正二十四遍，捞明月三十六遍，打马过天河三十六遍，摇斗肘五十遍。

虚吐

胃气虚弱，不能消纳乳食。其证精神困倦，囟门煽动，睡卧露睛，自利不渴，时常呕吐者是也。内治以四君加丁香、沉香主之。

分阴阳二百遍，推三关一百遍，退六腑一百遍，运八卦八十遍，推补脾土二百遍，掐右端正二十四遍，运土入水八十遍，赤凤摇头二十四遍，推补大肠五十遍，揉斗肘八十遍，推补五经八十遍。

第五节　疳　积

《小儿推拿广意》

五疳五脏五般看，治法详推事不难。若见面黄肌肉瘦，齿焦发竖即为疳。

大抵疳之为病，皆因过餐饮食，于脾家一脏，有积不治，传之余脏而成五疳之疾。若脾家病去，则余脏皆安。苟失其治，日久必有传变，而成无辜之疾，多致不救，可不慎哉。

治宜推三关、六腑、脾土、运八卦、大肠、五经、心经、清天河水、板门、运水入土。

《小儿推拿广意》

头疼身热腹微胀，足冷神昏只爱眠。因食所伤脾气弱，下宜迟缓表宜先。

夫儿所患积症，皆因乳哺不节，过餐生冷坚硬之物，脾胃不能克化，积滞中脘，外为风寒所袭，或因夜卧失盖，致头疼面黄身热，眼胞微肿，肚腹膨胀，足冷肚热，喜睡神昏，饮食不思，或呕或哕，口噫酸气，大便酸臭。此为陈积所伤，先宜发表，后宜攻积。

治宜推三关、六腑、多补脾土、掐四横纹、补肾水、分阴阳、推大肠、揉板门、小横纹、运八卦（退艮重）、二扇门、天门入虎口。发热腹痛，加水底捞明月。大便秘结，多推六腑、小横纹、揉掐肾水。腹痛泄泻，掐一窝风、揉脐及龟尾。

《幼科推拿秘书》

五脏俱能成疳，先从脾伤而起。其儿面黄口白，肌瘦肚大，发稀竖，必脾家病去，余脏方安，故以补脾为主。法宜分阴阳，运八卦，少推三关，多退六腑。侧推大肠到虎口，清天河，清肾水，按弦走搓摩，重补脾土。方用延寿丹，决明良方，其效如神，救活易甚。

【附】

延寿丹秘方，治病目，一切火症神效，用锦纹大黄切片，或半斤，或一斤，即三五斤十斤亦可。先以上好白酒，或上好黄酒浸两昼夜，入砂锅煮一支大香，取出铺在板上，晒极干，二次、三次亦如之，到四制，用藁本煎汁，其浸止用一昼夜，晒如前，五制用车前草，采来洗净，洒水捣汁，浸煮晒如前，六制用侧柏叶向东南的，清晨采来，水洗捣汁，浸煮晒如前，末后三制，仍用酒浸煮晒，晒到九次，止晒半干，便上石臼，捣烂为丸。或一分重，或三分重，或一钱二钱三钱重。相其儿之大小，火症之轻重，加减用之，此系仙订。与九制古方，迥不相同，神而明之，岂仅小儿为神妙哉！

【注释】

煮一支大香：煮药的时间为一支大香燃烧的时间。

《幼科推拿秘书》

食积既久，顽结成痞。左积为痰，痰从食起。右积为气，气与痰结。宜速除之，久者七日十日方消。法宜分阴阳，运八卦，运五经，掐四横纹，推三关，补脾土，久揉按弦走搓摩，侧推大肠到虎口，清肝火，清肺经，天门虎口揉斗肘。方用田螺蛳、车前草捣敷丹田。

《厘正按摩要术》

疳者，干而瘦也。由小儿禀赋气血虚弱，脏腑柔脆，或乳食过饱，或肥甘无节，停滞中脘，传化迟滞，肠胃渐伤，则生积热，热盛成疳，则消耗气血，煎灼津液。凡疳疾初起，尿如米泔，午后潮热，或因吐泻疟痢，日久失治，以及久热、久汗、久咳、久疮，致令青筋暴露，肚大坚硬，面色青黄，肌肉消瘦，皮毛憔悴，而疳证成矣。然当分其所属而治之。心疳，则面红便赤，壮热烦渴，咬牙弄舌。肝疳，则面目爪甲皆青，目胞赤肿，翳生泪多，白膜遮睛，粪青如苔。脾疳，则黄瘦，头大胫细，或喜吃米，吃茶叶，吃泥土，或吐泻烦渴，大便腥粘。肺疳，则面白咳逆，毛发焦枯，肌肤干燥，憎寒发热，常流清涕，鼻颊生疮也。肾疳，则面色黧黑，齿龈出血，口臭足冷，骨瘦腹痛，泄泻，啼哭不已。汤药宜分经治之。

分阴阳二百遍，推三关一百遍，退六腑一百遍，推脾土、补清各二百遍，推肾水一百遍，揉肚一百遍，摩脐左右旋各一百遍。

按：疳疾一证，身多发热，宜分别轻重虚实治之。《医宗金鉴》于疳证分列各名，方法俱在，勿拘于外治也。

《厘正按摩要术》

食积，由乳食积滞，胸闷肠鸣，嗳气酸腐，见食则恶，或胀或痛，大便臭秽，矢气有伤食之味。夹寒则面色㿠白，舌苔白腻，口吐清水，食物不化，手足时冷；夹热则面赤唇干，口渴，舌苔黄腻，积久脾伤，延成疳疾。内治以健脾扶阳主之。

分阴阳一百遍，推三关一百遍，退六腑一百遍，运八卦一百遍，分腹阴阳二百遍，揉脐二百遍，推补脾土一百遍。凡推用葱姜水。

【附】吐法

周于蕃曰：小儿外感风寒，内伤乳食，致咳嗽呕吐，痰涎积聚，宜先用吐法。随将左手托病者脑后，令头向前，用右手中、食两指，插入喉间捺舌根，令吐。有乳吐乳，有食吐食，有痰吐痰。如初感，于一吐之后，病即告退。再按证以手法施治，则愈矣。但孩儿已生牙齿，按牙关穴，牙关立开。须用竹箸、笔杆之类，填牙龈，再入手指，庶免咬伤。须从容入口，恐伤喉腭。即或胃无积滞，用此一吐，亦舒通脏腑之气。若由板门推下横纹令吐者，不若按舌之快也。

按：仲师栀豉汤、瓜蒂散，吐法也。丹溪以吐中有发散之意。张戴人三圣散等，吐法甚多。经曰：高者越之。又曰：上者涌之。先贤用此法，不可胜数。其吐时，宜闭目，以帛束胸腹，吐不已，则饮以葱汤，皆吐中法也。余于暴感停滞、喉闭痰厥等证，以盐少许糁沸汤，用竹箸敲二三百次，连饮数口，以鸡毛、鹅翎，蘸汤入喉，随探随吐，将痰涎宿食因而越之。所感外邪，失所凭依，实治法捷径也。较周氏以手按舌，并先贤用药吐者，不如此欲吐则探，欲不吐则己。权自我操，可行可止，须量其人体质为之。若气虚体弱，吐宜慎。

【附】下法

周于蕃曰：凡小儿未能语者，忽大哭不止，多是腹痛，须令人抱小儿置膝上，医者对面将两手于胸腹着力久揉，如搓揉衣服状，又将两手摩神阙，左右旋转数百次，每转三十六，愈多愈效，再煎葱姜汤加香麝少许，将两手蘸汤，于胸腹两边，分推数十次，至百余次，亦为分阴阳之法，然后从胸口蘸汤，推至脐下小腹并肚角等处，数十次，其余蘸汤，由横纹推向板门，皆下法也。总之，胸腹上下，或摩或揉，或搓或推等法，往来轻重，缓急得宜，自然消化，切勿偏用。庶脏腑不致有反复不宁之患。即有痰滞食积，在回肠曲折之间，药力所不能到者，此则妙在运动，因之消化而解矣。

按：汗、吐、下，周于蕃所传之法，张氏秘之。其于家中有病者，妇孺皆悉此法，除病极速。自余将周法阐明宣著，并于其文义不顺者，从而窜易之，更令读者易习也。虽仲师有温下寒下法，而此则别有神妙之处。用是法者，自能知之，不待赘言。

第六节　咳　嗽

《小儿推拿广意》

咳嗽虽然分冷热，连声因肺感风寒。眼浮痰盛喉中响，戏水多因汗未干。

夫咳嗽者，未有不因感冒而成也。经曰：肺之令人咳，何也？岐伯曰：皮毛者肺之合也，皮毛先受邪气，邪气得从其合，则伤于肺，是令嗽也。乍暖脱衣，暴热遇风，汗出未干，遽尔戏水，致令伤风咳嗽。初得时面赤唇红，气粗发热，此是伤风，痰壅作嗽。若嗽日久，津液枯耗，肺经虚矣。肺为诸脏华盖，卧开而坐合，所以卧则气促，坐则稍宽，乃因攻肺下痰之过，名曰虚嗽，又当补脾而益肺，藉土气以生金，则自愈矣。

治宜推三关、六腑、肺经（往上一百二十）、二扇门、二人上马、五总（六转六掐）、多揉肺俞穴、掐五指节、合谷、运八卦、多揉大指根、掐精宁穴、涌泉、天门入虎口、板门。痰壅气喘，掐精灵穴、再掐板门。痰结壅塞，多运八卦。干咳，退六腑。痰咳，退肺经、推脾、清肾、运八卦。气喘，掐飞经走气并四横纹。

《幼科铁镜》

夏禹铸曰：前书只说风、寒、暑、湿、燥、火六淫之邪气侵肺，皆令人嗽。又曰：五脏六腑皆有嗽，非独在肺。此仅言咳嗽之大纲，卒未透发六淫侵肺之颜色，与脏腑俱嗽之分别。余忆其故，必从大方脉书上采来，惟照脉论症，故不说到六淫侵肺的颜色，亦未分疏脏腑致嗽的根由，即言一一形症，俱属模糊。余把"六淫侵肺""脏腑皆嗽"这八个字上，一一体出形色，历药不爽。若风寒湿三邪侵肺，其候面白而畏风，烧热而无汗，或头疼，或鼻流清涕，唇色晦暗，痰涎白色，或滑而易出，小便清长，便知为风寒与湿气所侵。宜用疏风顺气汤，或清肺饮去白术，加防风，便愈。

火侵肺嗽，与火炎无制相同，方见后。若燥侵肺嗽，其候头面汗出，寒热往来，皮肤干燥，皮疮瘙痒，大便闭结，痰涎胶粘，治宜润肺清金之剂，用麦冬、贝母、冬花、黄芩、防风、麻仁、甘草、赤芍、陈皮。暑气侵肺而嗽，其候口渴唇淡，治宜香薷、厚朴、扁豆，加冬花、麦冬。至于六淫皆嗽之说，殊属大概。余着实穷究，六淫之外，嗽又有五：一顺传，一逆克，一反侮，一隔经传染，一水火不相交济。

顺传之嗽在脾，脾不能生金，金无土养，故嗽。汉武帝金钟自鸣，东方朔曰：土其母也，母丧则子鸣，山必有崩者。久之，蜀郡有奏山崩。以此悟之，脾虚肺嗽乃一定之理。其候唇口惨白，气弱神疲，小便清短，大便或溏泻，淡淡白色，便知脾嗽。治用六君子汤，自愈。

逆克之嗽在心，心火盛，则金被火伤而嗽。试观冶人烁金，火烈而金跃，息火则金安，火克金沸亦一定之理。其候舌红唇燥，小便赤涩，口气蒸手，便知心火克金，法惟泻心。用贝母、陈皮、甘草、黄连、木通、杏仁、麦冬、五味等分，灯心引，煎服三四剂，自愈。

弱克之嗽在肝，肝有制伏，肝始不旺，如肺弱木强，侮金，则肺乃被侮而嗽。肝侮肺嗽又一定之理。其候目勇[1]口苦，宜用白芍、柴胡、冬花、五味、枳壳、半夏、甘草等分，煎服五剂，自愈。

水火不相交济之嗽，由肾水不能上升，则火炎无制，乃上刑肺金而嗽。犹之易之未济，离火居上，坎水居下，水不得火而无功，火不得水而功亦无所施。水火不相交，故不各得其用。若既济，则为有用矣。况五行惟火最烈，岂止嗽耶。其症涕唾带血，甚至血溢。治用滋阴降火汤二三剂，自愈。屡治屡效，案难悉载。

隔经传染之嗽在胃，胃有热因染乎肺而嗽。肺胃各经，顺传不到，逆克不及，又不相侮，胡为亦嗽。乃由胃肺逼邻，胃司食入，肺司气出，出入虽不同途，却共呼吸门户。胃热熏蒸，波及肺窍，所谓失火殃鱼，亡猿灾木者是也。其候唇红口红作渴，气出大热。治用石膏、冬花、麻仁、五味、甘草。

以上诸嗽，如喘，加麦冬、天冬；如咳有声无痰，加杏仁、防风；有声、有痰，加半夏、枳壳。

余于本经咳嗽外，复将此五种，旁引曲喻，无非为嗽，虽出自肺家，而却有隔经之嗽。理实虽明，故不惜多方以譬明耳，幸毋以卮言[2]罪我。

江平世业医道，地距四十余里，一孙咳嗽，自药不应，以形色札白之余，并来药单，乃泻肺之味。捣曰：面舌唇口皆红，小便赤色。余札复，示以泻心之剂，后闻三剂愈。此心火刑金，泻心救肺之一验也。

【注释】

［1］勇：通"痈"，痈疽。

［2］卮言：音 zhī yán，自然随意之言。

《幼科推拿秘书》

咳嗽之症，必因感冒而成。盖皮毛者，肺之合也。皮毛先受邪气，邪气得从其合，则伤于肺，故令嗽也。乍暖脱衣，暴热遇风，汗出未干，遽[1]尔戏水，致令伤风咳嗽。初得时面赤唇红，气粗发热，此是伤风痰壅作嗽。嗽久，津液枯耗，肺经虚矣。肺为诸脏华盖，卧则开，坐则合。坐则稍宽，卧则气促。乃因攻肺下痰过，名曰虚嗽。又当补脾土，而益肺气。运土入水，藉土气以生金，则咳自愈矣。

【注释】

［1］遽：音 jù，匆忙，急；立即，赶快；惊慌。

《幼科推拿秘书》

咳嗽连声风入肺，重则喘急热不退。肺伤于寒咳嗽多，肺经受热声壅滞。寒宜取汗热宜清，实当泄之虚补肺。嗽而不止便成痫，痰盛不已惊风至。眼眶紫黑必伤损，嗽而有血难调治。总法宜分阴阳，运八卦，肺经热清寒补。揉二扇门，运五经，二人上马，掐五指节，掐精灵穴，揉天枢，前揉膻中，后揉风门，两手一齐揉，补脾土，侧推三关。心经热清寒补，按弦走搓摩，离上推至乾上止。中虚清，揉肺俞穴，拿后承山穴。面青发喘，清肺经。发热清天河，捞明月小许。痰喘推法尽此矣。方用麦门冬煎汁，入洋糖晚煎，次早热服，五次即愈。

《厘正按摩要术》咳嗽

肺为华盖，职司肃清。自气逆而为咳，痰动而为嗽。其证之寒热虚实，外因内因，宜审辨也。肺寒则嗽必痰稀，面白，畏风多涕，宜温肺固卫；肺热则嗽必痰稠，面红，身热，喘满，宜降火清痰；肺虚则嗽必气逆，汗出，颜白，飧泄，宜补脾敛肺；肺实则嗽必顿咳，抱首，面赤，反食，宜利膈化痰。外因在六淫，内因在脏腑。亦各有治法，而外治诸法，要不可缓。

分阴阳二百遍，推三关一百遍，退六腑一百遍，推肺经二百遍，掐二扇门二十四遍，掐二人上马二十四遍，揉肺俞穴二百遍，掐五指节二十四遍，掐合谷二十四遍，运八卦一百遍，揉大指根一百遍，掐精宁二十四遍，天门入虎口五十遍。痰壅气喘，加掐精灵三十六遍，掐板门二十四遍。痰结壅塞，加运八卦一百遍。干咳，加退六腑一百遍。痰咳，加推肺经，加推脾经，加清肾水，加运八卦各一百遍。气喘，加飞经走气五十遍。凡推用葱水。

按：先贤言诸病易治，咳嗽难医。以咳嗽病因，头绪纷烦也。徐洄溪历三十年而后能治咳嗽，其治咳嗽之难，有如此者。司命者应如何辨证，如何施治，必求百治百效，庶不愧为良工。

【按语】

徐灵胎（1693—1771），原名大椿，曾名大业，灵胎乃其字，晚号洄溪老人，江苏吴江人，清代著名医学家。

《厘正按摩要术》

小儿痰壅气塞，呀呷作声，甚至痰漫窍闭，如痴如迷，甚至痰塞喉间，吐之不出咽之不入，在小儿为尤多。内治宜豁痰化痰主之。

分阴阳一百遍，推三关一百遍，退六腑一百遍，推肺经一百遍，推心经五十遍，推四横纹五十遍，运八卦五十遍，揉内劳宫五十遍，天门入虎口五十遍，掐五指节二十四遍。

小儿气海穴，医者以手指曲节抵之，旋又放之。以是法取痰，痰即下。此在下者引而竭之法也。

小儿中指由根掐至尖数下，再推涌泉穴，左转不揉，以中指对按颊车穴，用耳挖爬舌上，即吐痰。此在上者，因而越之法也。

按：痰由肾阳虚，火不制水，水泛为痰，为饮逆上攻，故痰清而澈，治宜通阳泄湿，忌用腻品助阴。痰由肾阴虚，火必烁金，火结为痰，为痰火上升，故痰稠而浊，治宜滋阴清润，忌用温燥之品。庞氏云：天下无逆流之水，因乎风也。人身无倒上之痰，因乎气也。痰能随气升降，周身无处不到，在肺则咳，在胃则呕，在心则悸，在头则眩，在背则冷，在胸则痞，在胁则胀，在肠则泻，在经络则肿，在四肢则痹，甚至痰入心窍则迷，癫痫抽掣，则各有治法在，不徒按摩已也。

【附】引痰法

陈飞霞曰：小儿痰嗽气喘，有升无降，喉如锯声，须引而下行，最为得法。生白矾一两，研末，入麦面一两，或米面亦可，用原醋和作成饼，以白矾见醋即化，入面取其胶粘也。冬寒日宜炖温，贴两足心，布包之，一宿痰自下。

【附】开闭法

陈飞霞曰：小儿风痰闭塞，昏沉不醒者，药不能入，甚至灸不知痛，总由痰塞其脾之大络，截其阴阳升降之隧道也。证虽危险，急用生菖蒲、生艾叶、生姜、生葱各一握，共入白捣如泥，以麻油、原醋同炒热，布包之。从头项、胸背、四肢，乘热下熨，其痰即豁，自然苏醒。此方治小儿可，即治大人亦可，凡闭证皆效。

第七节　腹　痛

《幼科推拿秘书》

小儿腹痛有三，或冷，或热，或食积。脐上者热，脐中食，脐下者冷。小儿不能言，须察面色。热痛，面赤腹胀，时痛时止，暑月最多。法宜分阴阳，阴重阳轻，运八卦，运五经，推三关少，退六腑多，揉一窝风，大陵推上外劳讫，补脾土，虎口斗肘。伤食痛，面色如常，心胸高起，手不可按，肠结而痛，食生冷硬物所伤，其气亦滞。法宜分阴阳，运八卦，运五经，侧推虎口，补脾土，揉一窝风，揉中脘，揉板门，天门虎口斗肘，揉脐及龟尾，大陵推上外劳宫讫，运土入水。冷痛，面青肚响，唇白，痛无增减。法宜分阴阳，阳重阴轻，运八卦，运五经，掐一窝风，按弦走搓摩，推三关，推肚角穴，揉脐，推脾土，天门虎口揉斗肘，大陵推上外劳泄讫，补脾土。冷气攻心痛者，手足冷，遍身冷汗，甚之手足甲青黑，脉沉细微是也。法宜分阴阳，运八卦，推三关，补肾水，揉二扇门，黄蜂入洞。

《小儿推拿广意》

大凡腹痛，初非一，不特癥瘕与疝癖[1]。分条析，类症多端，看取论中最详悉。

盖小儿腹痛，有寒，有热，有食积。癥瘕偏坠，寒疝及蛔虫动痛。诸痛不同，其名亦异，故不可一概而论之。

热腹痛者，乃时痛时止是也，暑月最多。

治法：三关、六腑、推脾土、分阴重阳轻、黄蜂入洞、四横纹。

寒腹痛者，常痛而无增减也。

治法：三关、运五经、二扇门、一窝风、按弦搓摩、八卦、揉脐及龟尾。

气滞食积而痛者，卒痛便秘，心胸高起，手不可按是也。

治法：推三关、分阴阳、推脾土、揉脐及龟尾、掐威灵。若腹内膨胀，推大肠。

冷气心痛者，手足厥逆，偏身冷汗，甚则手足甲青黑，脉沉细微是也。

治法：推三关、八卦、分阴重阳轻、补肾、二扇门、黄蜂入洞、鸠尾前后重揉，要葱姜推之发汗。

【注释】

[1] 疝癖：音 xuán pǐ，病名。脐腹偏侧或胁肋部时有筋脉攻撑急痛的病症。

【按语】

《推拿抉微》与《小儿推拿广意》基本一致，略有改进。

《幼科铁镜》

腹痛，脐以上属火，脐以下属寒。其因不一，有寒痛、热痛、伤食痛、积滞痛、气不和而痛、脾虚而痛、肝木乘脾而痛、蛔动而痛数种。寒痛则面白，口气冷，大便青色，小便清利，痛之来也，迁缓而不速疾，绵绵不已，痛时以热手按之其痛稍止，肚皮冰冷是也。推法：曲儿小指重揉外劳宫，推上三关，揉脐五十，药用干姜、肉桂等分，煎热加木香磨水入，服之自愈。

热痛则面赤，口气热，口渴唇红，大便秘，小便赤，时痛时止，痛来迅厉，腹形如常，不肿不饱，弹之不响，以热手按之其痛愈甚，肚皮滚热，此真热也。推用下六腑，水底捞月。盖热痛主心脾两热，用灯心、车前、伏龙肝加木香磨水稍许，入服。

伤食痛者必恶食，眼胞必浮肿，或泻下酸臭，腹必饱胀，弹如鼓声，或身作热是也。如气不旺者不宜取泻，只用消导二陈汤。

积滞痛者今日伤、明日伤、逐日伤之而滞于脾胃间，不以饮食得其伤不痛，既有滞而后以乳食伤碍，故痛也。面色黄，嗳气酸，大便酸臭，便后痛减，足冷嗜卧，不思饮食是也。治宜枳壳、槟榔、木香下之，下后即以小异功散补之。

气不和而痛者，儿下地后，或地多湿，儿脐受风，以裹肚束脐过紧，不知儿体渐长，束带未松，则上气不通下气，以故内气不和，故作痛也。审其非寒非热，问其母，而脐果有束缚之弊，则气不和之痛必矣。治以木香磨水服之，随用灯火脐轮六燋，脐下气海一燋，心口窝一燋，其痛即止。大儿之气不和者，其候眼胞不肿，面色不黄，饮食如故，腹肿可如鼓声，摇其头而嗳气是也，宜用木香、陈皮、枳壳、甘草服之。

脾虚痛者，其候面无血气，微黄带微白，大便少而色白，治以补脾开胃为主，用六君子汤加橘皮。

肝木乘脾痛者，肝木克脾，脾虚不胜其克则肝气无所泄，故乘脾之衰而作痛也。其候唇白，口中色淡，面多青色，痛则腹连两胁，重按其腹则痛止，起手又痛是也。治用四君子汤加柴胡、白芍。

蛔痛者，腰曲扑身，口流清涎，痛久不歇，少顷又痛，或一时或二时而止，或歇半日又痛，面黄唇白，此蛔痛也。治用使君子去壳，火煨，吃十余粒，少顷又吃，即止。以上婴儿腹痛，口不能言，何以知之？盖儿痛必哭，无故而哭者痛也，哭声雄惨而双眉蹙皱是也。如使君子食之不止，莫妙于苦楝子树根皮，约一二两许，水煎一茶钟，吃下虫即尽出，但体弱者不可轻用。

又有一种奇痛，一痛只大叫几声"痛、痛、痛"，即抱胸晕死。余家一女犯此症，先君在日，余见将女面扑地，用冷水一盆，以女膝着水上，于委中穴浇水狠拍，粗筋肿起，用银针傍筋打入二针，针出血流，叫一声"痛"即苏，随用冷水滚水各半，连吃一二碗立愈。记先君曰：此急痧也。与转筋火差似，如平常腹痛从未有，一痛而即死者，急痧之辨，紧记在此。

夏禹铸曰：尝观《内经》有曰：胃虚则吐，胃热则呕。此说殊属大谬，何也？余屡屡见吐，吐固有虚，常亦有热；呕固是热，却亦有寒。此余非非议前人，盖见之多而治之效也。二症各有虚热，不可拘执，惟望面色。唇舌之间红则热，而淡则虚，断无有误。至于泄泻，出少而缓曰泄，出多而势急曰泻。泄则症轻，泻则重。凡以所泻之色验之，治无不效。

《厘正按摩要术》

腹有寒痛、热痛、食痛、气不和痛、脾虚痛、肝木乘脾痛、蛔动痛者、不可以不辨。

寒痛者气滞阳衰，面色白，口气冷，大便青色，小便清利。痛之来也，迁缓不速，绵绵不已。痛时，喜以热手按之，其痛稍止，肚皮冰冷者是也。内治以香砂理中汤去白术主之。

分阴一百遍，重。分阳二百遍，轻。推三关二百遍，退六腑五十遍，由胸腹分推左右二百遍，揉肚脐二百遍，推补脾土一百遍，天门入虎口二十遍，掐揉一窝风五十遍。凡推用葱姜水。

热痛面赤，口气热，唇红，烦渴，大便秘，小便赤，时痛时止，痛来迅厉，腹形如常，不肿不饱，弹之不响，以热手按之，其痛愈甚，肚皮热如火灼，此真热也。内治以清热泻火主之。

分阴二百遍，分阳一百遍，推三关五十遍，退六腑一百遍，水底捞明月一百遍，清天河水三十六遍，分腹阴阳二百遍，揉肚脐一百遍，推脾土一百遍。

食痛由饮食不节，积滞不化，食入即痛，眼胞浮肿，泻必馊臭，腹必饱胀，弹如鼓响，面黄嗳酸，便后痛减，不饥不食者是也。内治香砂平胃散主之。

分阴阳二百遍，推三关一百遍，退六腑一百遍，推脾土一百遍，天门入虎口一百遍，分腹阴阳二百遍，揉脐二百遍。

气不和痛，小儿初生后，束脐过紧，不知儿体渐长，束带未松，上下气不流通也。

分阴阳二百遍，推三关一百遍，退六腑一百遍，推脾土一百遍，分腹阴阳二百遍，揉脐二百遍，运土入水三十六遍，运八卦三十六遍。凡推用葱汤，用艾灸神阙三壮。焠脐轮一燋，气海一燋，心窝一燋。

【附】定痛法

陈飞霞曰：小儿胸腹饱闷，时觉疼痛，用食盐一碗，锅内炒热，布包之，由胸腹从上运下，冷则又炒又运。盐走血分，最能软坚，所以止痛。即以治男妇气痛，皆能取效。由疏表至此九法，皆古书不载，实由异人传授，经验既久，神效无匹，笔之以公诸天下后世者。

按：陈飞霞九法，外治确精，实有神效，及措词殊多未洽。余不辞僭妄[1]，取其义，易其词，以求明显，务期读者一目了然，方能惬心[2]贵当。是卷二十八法，以之治小儿可，以之治大人亦可，切勿视为泛常也。

【附】熨法

《史记·扁鹊传》：案扤毒熨。《索隐》：案扤，谓按摩而玩弄身体使调也。毒熨者，谓毒病之处，以药物熨贴也。熨法昉[3]自扁鹊，而今时多不用者，以为外治特其小技耳。不知《灵枢》《素问》外治者不胜书，余尝仿其法以行之，确有神效，不敢自私，亦不敢自秘。每遇病者食积痰滞，结于胃脘，宜辛开苦降以治之，设误服攻下大剂，正气已伤，积滞未去，此时邪实正虚，无论攻下不可，即消导破耗之剂，并不敢施，惟有用熨法外治。炒枳壳，炒莱菔子各一两，大皂角一条，食盐五钱，共研末，白酒炒温，用青布扎好，乘热熨之，积滞渐除，胸次自能舒适。此惕厉子自制一方，志之以就正有道者。

【注释】

[1] 僭妄：音 jiàn wàng，在旧社会冒用上级的地位和名义，被认为超越本分，妄为。

[2] 惬心：音 qiè xīn，满意。

[3] 昉：音 fǎng，指起始，起源。

第九章 小儿推拿歌赋选

病症死生歌（《小儿按摩经》）

手足皆符脾胃气，眼精却与肾通神。

两耳均匀牵得匀，要知上下理分明。

孩儿立醒方无事，中指将来掌内寻。

悠悠青气人依旧，口关眼光命难当。

口眼歪斜人易救，四肢无应不须忙。

天心一点掣膀胱，膀胱气馁痛难当。

丹田斯若绝肾气，闭涩其童命不长。

天河水过清水好，眼下休交黑白冲。

掌内如寒难救兆，四肢麻冷定人亡。

阴硬气冷决昏沉，紫上筋纹指上寻。

阴硬气粗或大小，眼黄指冷要调停。

肾经肝胆肾相连，寒暑交加作楚煎。

脐轮上下全凭火，眼翻手掣霎时安。

口中气出热难当，吓得旁人叹可伤。

筋过横纹人易救，若居坎离定人亡。

吐泻皆因筋上转，横门四板火来提。

天心穴上分高下，再把螺蛳骨上煨。

鼻连肺经不知多，惊死孩儿脸上过。

火盛伤经心上刺，牙黄口白命门疴。

口噏心拽并气喘，故知死兆采人缘。

鼻水口黑筋无脉，命在南柯大梦边。

要诀（《小儿按摩经》）

三关出汗行经络，发汗行气此为先。

倒推大肠到虎口，止泻止痢断根源。

脾土曲补直为推，饮食不进此为魁。

疟疾疲羸并水泻，心胸痞痛也能祛。

掐肺一节与离经，推离往乾中间轻。

冒风咳嗽并吐逆，此经神效抵千金。

肾水一纹是后溪，推下为补上清之。

小便秘涩清之妙，肾虚便补为经奇。

六筋专治脾肺热，遍身潮热大便结。

人事昏沉总可推，祛病浑如汤泼雪。

总筋天河水除热，口中热气并拉舌。

心经积热火眼攻，推之方知真妙诀。

四横纹和上下气，吼气腹痛皆可止。

五经纹动脏腑气，八卦开胸化痰最。

阴阳能除寒与热，二便不通并水泻。

人事昏沉痢疾攻，救人要诀须当竭。

天门虎口揉斗肘，生血顺气皆妙手。

一掐五指爪节时，有风被吓宜须究。

小天心能生肾水，肾水虚少须用意。

板门专治气促攻，扇门发热汗宣通。

一窝风能除肚痛，阳池专一止头痛。

精宁穴能治气吼，小肠诸病快如风。

手法治病诀（《小儿按摩经》）

水底捞月最为良，止热清心此是强。

飞经走气能通气，赤凤摇头助气长。

黄蜂出洞最为热，阴症白痢并水泻。

发汗不出后用之，顿教孔窍皆通泄。

按弦走搓摩，动气化痰多。

二龙戏珠法，温和可用他。

凤凰单展翅，虚浮热能除。

猿猴摘果势，化痰能动气。

二十四惊推法歌（《小儿推拿方脉活婴秘旨全书》）

菟丝惊主口括舌，四肢冷软心家热。

推上三关二十通，清肾天河五十歇。

运卦分阴亦三十，二十水底捞明月。

葱水推之蛤粉擦，手足中心太阳穴。

洗口米泔仍忌乳，顷刻其惊潜咸灭。

马蹄惊主肢向上，四肢乱舞感风吓。

推上三关五十通，三次掐手五指节。

补脾运卦四横纹，各加五十无差迭。

走磨摇头三十遭，天门入虎神仙诀。

姜水推之生冷忌，上马揉之汗不歇。

水泻惊主肚中响，遍身软弱嘴唇白。

眼翻寒热不调匀，推上三关加半百。

补脾运卦五十遭，天门入虎一次诀。

横纹四十斗揉十，大蒜细研重纸隔。

敷脐大久小片时，风乳饮食皆忌得。

鲫鱼惊主吐白沫，肢摇眼白因寒唬。

十三关上好追求，肺经走磨五十歇。

八卦四十横纹二，四次掐手五指节。

上马三遭茶洗口，蛤粉涂顶惊自灭。

乌纱惊主唇肢黑，面有青筋肚作膨。

食后感寒风里唬，三关五十逞奇能。

运卦补脾并补肾，半百还揉二扇门。

分阴二十横四十，二十黄龙入洞增。

麝香推罢忌乳风，虚汗来多补土行。

乌鸦惊大声即死，眼闭口开手足舞。

此是痰多被唬惊，三关二十应无苦。

推肺运卦分阴阳，补肾横纹五十主。

按弦走磨只三次，天心一掐葱姜补。

细茶洗口取微汗，蛤粉涂顶忌乳风。

肚胀惊气喘不宁，青筋裹肚眼翻睛。

此子只缘伤乳食，二十三关即效灵。

大肠阴阳并八卦，补脾补肾半百匀。

天门虎口只三次，五十横文最有情。

二十水底捞明月，葱姜推取汗频频。

捣葱用纸重包裹，敷向胸前忌乳风。

潮热惊多生气喘，口渴昏迷食感寒。

推关六腑各六十，河水阴阳四十完。

八卦横文须半百，三次天门入虎看。

姜葱推汗泔洗口，茱萸灯草脚心安。

一哭一死惊夜啼，四肢掣跳起登时。

有痰伤食仍伤热，八卦三关二十施。

分阴阳清天河水，六腑清凉半百奇。

横文四十推盐水，薄荷煎汤口洗之。

生冷乳时须禁忌，搽胸用蛤更敷脐。

缩纱惊至晚昏沉，人事不知口眼掣。

痰证三关四十推，八卦三十肾二百。

虎口阴阳五十匀，指节一百为真诀。

揉脐一十麝香推，蛤搽手足风忌得。

研茶作饼内间敷，洗口还须汤滚白。

脐惊风主口吐沫，四肢掣跳手拿拳。

眼翻偏视哭不止，三关一十问根源。

运卦清金并补肾，龙戏珠首五十圆。

指节数番姜水抹，米泔须用洗丹田。

慢惊咬牙眼不开，四肢掣跳脾虚是。

八卦三关五十通，天门指节数番治。

补肾五十十走磨，天心揉之风乳忌。

急惊捏拳四肢掣，口歪惊主感风寒。

一十三关五十腑，补肾推横五十完。

运卦走磨加二十，威灵掐穴汗漫漫。

推时更用葱姜水，洗口灯芯忌乳寒。

弯弓惊主肢向后，肚仰上哭不出声。

痰积三关推二十，五十须当把肺清。

入水走磨加数次，一十天门入虎真。

麝香水推荷洗口，百草霜敷治噤声。

眼睛向上天吊惊，哭声大叫鼻流清。

清肺推关并运卦，推横补土又分阴。

各加五十无差别，走磨二十掐天心。

推用葱姜尤忌乳，宗因水唬致惊深。

内吊咬牙苦寒战，掐不知疼食后寒。

推关清肾仍清肺，补土五十一般般。

天门虎口加二十，摘果猿猴半百完。

推用麝香甘草洗，忌风生冷乳兼寒。

胎惊落地或头软，口噤无声哑子形。

胎毒推关兼补肾，补土清金半百勤。

横文二十威灵掐，虎口天门数次灵。

灯火顶头烧一燋，涌泉一燋便安宁。

葱姜推后应须退，不退应知是死形。

月家惊撮口拿拳，眼红不响抹三关。

横文阴阳皆二十，运卦清金半百玄。

取土入水运数次，指节数次二人连。

葱姜推后灯心洗，蛤粉敷两太阳边。

盘肠气喘作膨胀，人形瘦弱肚筋青。

脏寒运卦推关上，指节横文补肾经。

补脾五十天心掐，外劳揉之立便轻。

艾饼敷脐葱水抹，麝香搽向脚中心。

锁心惊主鼻流血，四肢冷软火相侵。

推关补肾天河水，运卦天门五十真。

清肺分阴各二十，米泔洗口麝香淋。

蛤粉细研搽两额，还敷手足两中心。

鹰爪掐人眼向上，哭时寒战眼时光。

肺风被吓仍伤食，二十三关分阴阳。

清金补土横文等，各推五十用生姜。

走磨入土皆数次，取肝灯心洗口汤。

吐逆四肢冷肚响，吐乳须知胃有寒。

三关阴阳各二十，清金清肾四横文。

八卦各皆加半百，数次天门虎口完。

十揉斗肘椒葱汁，茱萸蛤粉脚心安。

撒手惊主手足掣，咬牙歪口被风吓。

心热推关二十通，运卦资脾加半百。

横文指节及天门，各加数次为准则。

走磨一十葱姜推，取汗微微惊自歇。

仍将蛤粉搽手心，洗口茱萸须记得。

袒手惊主手袒下，眼黄口面黑紫青。

舌动只因寒水哓，五十三关把肺清。

补肾横文入虎口，八卦天河半百经。

入水数次姜推汗，麝香敷向涌泉真。

洗口细茶忌风乳，却能起死致安宁。

看地惊主眼看地，手捏拳时心热真。

八卦横文皆五十，三关一十掐天心。

虎口板门皆数次，葱姜洗口用灯心。

【按语】

江静波校注《小儿推拿秘旨》按：此歌题名"二十四惊推法歌"，但到此为止，已有二十五首，与所谓"二十四惊"不符，故其中"吐逆"一首，似宜列入后面的十六首杂症推拿歌中；又此下的杂症歌，应另立题目才是。

杂症推拿手法歌

肚痛三关推一十，补脾二十掐窝风。

运卦分阴并补肾，揉脐入虎口中心。

各加五十掐指节，斗肘当揉二十工。

艾敷小肚须臾止，虎口推完忌乳风。

火眼三关把肺清，五经入土捞明月。

各加二十斗肘十，清河退腑阴阳穴。

五十横文十戏珠，两次天河五指节。

气肿天门是本宗，横文水肿次详阅。

虚肿肚膨用补脾，此是神仙真妙诀。

黄肿三关并走磨，补肾皆将二十加。

补土横文皆五十，精灵一掐服山楂。

推时须用葱姜水，殷勤脐上麝香搽。

走马疳从关上推，赤凤阴阳一十归。

清河运卦兼捞月，各加五十麝香推。

烧过倍子同炉底[1]，等分黄连作一堆。

头痛一十向三关，清土分阴并运卦。

横文及肾天河水，太阳各安五十下。

阳池一掐用葱姜，取汗艾叶敷顶上。

痰疟来时多战盛，不知人事极昏沉。

阴阳清肾并脾土，五十麝香水可寻。

走磨横文各二十，桃叶将来敷脚心。

食疟原因人瘦弱，不思饮食后门开。

一十三关兼走磨，补土横文五十回。

斗肘一十威灵掐，上马天门数次归。

邪疟无时早晚间，不调饮食致脾寒。

上马三关归一十，补脾补肾掐横文。

五十推之加斗肘，威灵三次劝君看。

阴阳二关须详审，走气天门数次攒。

白痢推关兼补脾，各加五十掌揉脐。

阴阳虎口仍揉肘，二十清肠取汗微。

葱姜少用揉龟尾，肚痛军姜[2]贴肚皮。

赤痢三关推一十，分阴退腑及天河。

横文五十皆相等，揉掌清肠龟尾摩。

半百各加姜水抹，黄连甘草起沉疴。

痢兼赤白抹三关，阴阳八卦四横文。

龟尾大肠揉掌心，揉脐五十各相安。

葱姜推罢忌生冷，起死回生力不难。

痞痢推关补脾土，五节横文二十连。

退腑一百盐揉否[3]，螺蛳艾叶及车前。

细研敷向丹田上，白芨将同牛肉煎。

热泻推肠退六腑，八卦横文及掌心。

揉脐五十同清肾，姜水推之立便轻。

冷泻推关及大肠，运卦分阴补肾乡。

各加五十推姜水，走磨指节并脐旁。

掌心数次同龟尾，此是先贤治泻方。

伤寒潮热抹三关，六腑阴阳八卦看。

清肾天河加五十，数次天门入虎钻。

五指节当施五次，葱姜推罢立时安。

泄法天河捞明月，数番六腑五指节。

螺蛳苤苢[4]贴丹田，大泻小肠真妙诀。

小便不通用蜜葱，作饼敷囊淋自泄。

若将捣烂贴丹田，此法能通大便结。

【注释】

[1]炉底：即中药密陀僧。

[2]军姜：是"均姜"的别写，产于湖南均州，旧时封为地道药材，以为佳品。

[3]盐揉否：盖指医者用盐水蘸指，在患儿痞（否）块处按揉之。

[4]苤苢：音 piě mù，即车前子。

小儿无患歌（《小儿推拿方脉活婴秘旨全书》）

孩童常体貌，情态自殊然，鼻内干无涕，喉中绝没涎。

头如青黛染，唇似点朱鲜，脸若花映竹，颊绽水浮莲。

喜引方才笑，非时手不掀，纵哭无多哭，虽眠未久眠。

意同波浪静，性若镜中天，此候俱安吉，何愁疾病缠。

掌面推法歌（《小儿推拿方脉活婴秘旨全书》）

一掐心经二劳宫，推上三关汗即通。

如若不来加二扇，黄蜂入洞助其功。

侧掐大肠推虎口，螺蛳穴用助生功。

内伤泄痢兼寒症，肚胀痰吼气可攻。

一掐脾经屈指补，艮震重揉肚胀宜。

肌瘦面若带黄色，饮食随时而进之。

肾经一掐二横纹，推上为清下补盈。

上马穴清同此看，双龙摆尾助其功。

肺经一掐二为离，离乾二穴重按之。

中风咳嗽兼痰积，起死回生便响时。

一掐肾水下一节，便须二掐小横纹。

退之六腑凉将至，肚膨闭塞一时宁。

总筋一掐天河水，潮热周身退似水。

再加水底捞明月，终夜孩啼即住声。

运行八卦开胸膈，气喘痰多即便轻。

板门重揉君记取，即时饮食进安宁。

眼翻即掐小天心，望上须当掐下平。

望下即宜将上掐，左边掐右右当明。

运土入水身羸瘦，土衰水盛肚青筋。

运水入土膨胀止，水衰土胜眼将睁。

阴阳二穴分轻重，寒热相攻疟疾生。

痰热气喘阴重解，无吼无热用阳轻。

运动五经驱脏腑，随时急用四横纹。

掌背穴治病歌（《小儿推拿方脉活婴秘旨全书》）

掌背三节驱风水，靠山[1]剿虐少商同。
内外间使兼三穴，一窝风止头疼功。
头疼肚痛外劳宫，潮热孩啼不出声。
单掐阳池头痛止，威灵穴掐死还生。
一掐精灵穴便甦，口歪气喘疾皆除。
内间外使平吐泻，外揉八卦遍身舒。

【按语】

［1］靠山穴，在大指下掌根尽处腕中，能治疟疾，痰壅。

十二手法主病赋（《小儿推拿方脉活婴秘旨全书》）

黄蜂入洞治冷痰、阴症第一；水底捞明月主化痰、潮热无双。
凤凰单展翅同乌龙双摆尾之功；老翁绞缯合猿猴摘果之用。
打马过天河止呕、兼乎泄痢；按弦走搓磨动气，最化痰涎。
赤凤摇头治木麻，乌龙摆尾开闭结。
二龙戏珠利结止搐之猛将；猿猴摘果祛痰截疟之先锋。
飞经走气专传送之；天门入虎之能血也。

拿法（《小儿推拿广意》）

太阳二穴属阳明，起手拿之定醒神。耳背穴原从肾管，惊风痰吐一齐行。
肩井肺经能发汗，脱肛痔漏总能遵。及至奶旁尤属胃，去风止吐力非轻。
曲池脾经能定搐，有风有积也相应。肚痛太阴脾胃络，肚痛泄泻任拿停。
下部四肢百虫穴，调和手足止诸惊。肩上琵琶肝脏络，本宫壮热又清神。

合谷穴原连虎口，通关开窍解昏沉。鱼肚脚胫抽骨处，醒神止泻少阳经。

莫道膀胱无大助，两般闭结要他清。十二三阴交穴尽，疏通血脉自均匀。

记得急惊从上起，慢惊从下上而行。此是神仙真妙诀，须教配合要知音。

天吊眼唇都向上，琵琶穴上配三阴。先走百虫穴走马，通关之后隆痰行。

角弓反张人惊怕，十二惊中急早针。肩井颊车施莫夺，荆汤调水服千金。

此后男人从左刺，女人反此右边针。生死入门何处断，指头中间掐知音。

此是小儿真妙诀，更于三部看何惊。

又拿法（《小儿推拿广意》）

究其发汗如何说，要在三关用手诀。只掐心经与劳宫，大汗三至何愁些。

不然重掐二扇门，大如淋雨无休歇。右治弥盛并水泻，重掐大肠经一节。

推侧虎口见工夫，再推阴阳分寒热。若问男女咳嗽多，要知肺经多推说。

离宫推起乾宫止，中间只许轻轻捏。一运八卦开胸膈，四推横纹和气血。

五脏六腑气来闭，运动五经开其塞。饮食不进人作吓，动推脾土即吃得。

饮食若减人瘦弱，该补脾土何须说。若还小便兼赤白，小横纹与肾水节。

往上而推为之凉，往下而推为之热。小儿如着风水吓，推动五经手指节。

先运八卦后揉之，自然平息风关脉。大便闭塞久不通，皆因六腑受多热。

小横纹上用手工，揉掐肾水下一节。口吐热气心经热，只要天河水清切。

总上掐到往下推，万病之中都用得。若还遍身不退热，外劳宫揉掐多些。

不问大热与大潮，只消水里捞明月。天河虎口斗肘穴，重揉顺气又生血。

黄蜂入洞寒阴症，冷痰冷咳都治得。阳池穴上止头疼，一窝风治肚痛疾。

威灵穴救卒暴死，精宁穴治咳哕逆。男女眼若睁上去，重揉大小天心穴。

二人上马补肾水，管教苏醒在顷刻。饮食不进并咳嗽，九转三回有定穴。

运动八卦分阴阳，离坎震乾有分别。肾水一纹是后溪，推上为补下为泻。

小便闭塞清之妙，肾经虚便补为捷。六腑专治脏腑热，遍身寒热大便结。

人事昏沉总可推，去病浑如汤沃雪。总筋天河水除热，口中热气并弄舌。

心经积热眼赤红，推之即好真口诀。四横纹和上下气，吼气肚痛皆可止。

五经能通脏腑热，八卦开胸化痰逆，胸膈痞满最为先，不是知音莫与诀。

阴阳能除寒与热，二便不通并水泄，人为昏沉痢疾攻，足见神功在顷刻。

板门专治气促攻，小肠诸气快如风。男左三关推发汗，退下六腑冷如铁。

女右六腑推上凉，退下三关谓之热。仙师留下救孩童，后学之人休轻泄。

脏腑歌（《小儿推拿广意》）

心经有热作痴迷，天河水过作洪池。心若有病补上膈，三关离火莫推迟。

肝经有病患闭目，推动脾土效最速。脾若热时食不进，再加六腑病除速。

脾经有病食不进，推动脾土效必应。心哕还应胃口凉，略推温热即相称。

肾经有病小便涩，推动肾水即清澈。肾脉经传小指尖，依方推掐无差忒。

胃经有病食不消，脾土大肠八卦调。妙诀神仙传世上，千金手段不饶消。

大肠有病泄泻多，可把大肠久按摩。调理阴阳皆瞬息，此身何处着沉疴。

小肠有病气来攻，横纹板门推可通。用心记取精灵穴，管教却病快如风。

命门有病元气亏，脾土大肠八卦推。再推命门何所止，推临乾位免灾危。

三焦有病生寒热，天河六腑神仙说。能知气水解炎蒸，分别阴阳真妙诀。

保婴赋（《幼科推拿秘书》）

人禀天地，全而最灵，原无夭札，善养则存。

始生为幼，三四为小，七龆八龀，九童十稚。

惊痫疳癖，伤食中寒，汤剂为难，推拿较易。

以其手足，联络脏腑，内应外通，察识详备。

男左女右，为主看之，先辨形色，次观虚实。

认定标本，手法祛之，寒热温凉，取效指掌。

四十余穴，有阴有阳，十三手法，至微至妙。

审症欲明，认穴欲确，百治百灵，万不失一。

各穴用法总歌（《幼科推拿秘书》）

心经一揞外劳宫，三关之上慢从容。汗若不来揉二扇，黄蜂入洞有奇功。

肝经有病患多痹，推补脾土病即除。八卦大肠应有用，飞金走气亦相随。

咳嗽痰涎呕吐时，一经清肺次揞离。离宫推至乾宫止，两头重实中轻虚。

饮食不进补脾土，人事瘦弱可为之。屈为补兮清直泻，妙中之妙有玄机。

小水赤黄亦可清，但推肾水揞横纹。短少之时宜用补，赤热清之得安宁。

大肠有病泄泻多，侧推大肠久按摩。分理阴阳皆顺息，补脾方得远沉疴。

小肠有病气来攻，横纹板门推可通。用心记取精灵穴，管教却病快如风。

命门有病元气亏，脾土大肠八卦为。侧推三关真火足，天门斗肘免灾危。

三焦有病生寒热，天河六腑神仙诀。能知取水解炎蒸，分别阴阳揞指节。

膀胱有病作淋疴，补水八卦运天河。胆经有病口作苦，重推脾土莫蹉跎。

肾经有病小便涩，推动肾水即清澈。肾脉经传小指尖，依方推揞无差忒。

胃经有病食不消，脾土大肠八卦调。胃口凉时心作哕，板门温热始为高。

心经有热发迷痴，天河水过作洪池。心若有病补上膈，三关离火莫推迟。

肝经有病患闭目，推动脾土效即速。脾若热时食不进，再加六腑病除速。

手法治病歌（《幼科推拿秘书》）

水底明月最为凉，清心止热此为强。飞金走气能行气，赤凤摇头助气良。

黄蜂入洞最为热，阴症白痢并水泻。发汗不出后用之，顿教孔窍皆通泄。

大肠侧推到虎口，止吐止泻断根源。疟痢羸瘦并水泻，心胸痞满也能痊。

揞肺经络节与离，推离往乾中要轻。冒风咳嗽并吐逆，此筋推揞抵千金。

肾水一纹是后溪，推下为补上为清。小便闭塞清之妙，肾经虚损补为能。

六腑专治脏腑热，遍身潮热大便结。人事昏沉总可推，去火浑[1]如汤泼雪。

总筋天水皆除热，口中热气并括[2]舌。心惊积热火眼攻，推之即好真妙诀。

五经运通脏腑塞，八卦开通化痰逆。胸膈痞满最为先，不是知音莫与泄。

四横纹和上下气，吼气肚痛揩可止。二人上马清补肾，小肠诸病俱能理。

阴阳能除寒与热，二便不通并水泻。诸病医家先下手，带绕天心坎水诀。

人事昏迷痫疾攻，疾忙急救要口诀。天门双揩到虎口，斗肘重揉又生血。

一揩五指节与离，有风被喝要须知。小天心能生肾水，肾水虚少推莫迟。

板门专治气促攻，扇门发热汗宜通。一窝风能治肚痛，阳池穴上治头疼。

外牢治泻亦可用，拿此又可止头疼。精灵穴能医吼气，威灵促死能回生。

【注释】

［1］浑：全，完全。

［2］括：古音 guō，今音 kuò。《广韵》：结也。

分补泻左右细详秘旨歌（《幼科推拿秘书》）

补泻分明寒与热，左转补兮右转泻。

男女不同上下推，子前午后要分别。

寒者温之热者凉，虚者补之实者泻。

手足温和顺可言，冷厥四肢凶莫测。

十二经中看病源，穴真去病汤浇雪。

十三手法歌（《幼科推拿秘书》）

齐拿天门虎口，重揉斗肘并做。麻木关节要通活，打马须过天河。

黄蜂入洞热汗，水底捞月凉寒。飞金走气化风痰，按弦搓摩积散。

积气积痰搓走，二龙戏珠温和。双龙摆尾解结疴，截疟猿猴摘果。

欲止小儿痢泻，揉脐并及龟尾。赤凤摇头喘胀为，消噎展翅单飞。

拿儿无名食指，伸摇尽力用功。有食先揩肩井中，总收久病宜用。

永除小儿惯病，要将百穴全拿。若有一二法少差，未及年逾又发。

十三手法却病，仙传留救儿童。医者深思神会通，浮气粗心休用。

手法同异多寡宜忌辨明秘旨歌（《幼科推拿秘书》）

小儿周身穴道，推拿左右相同。三关六腑要通融，上下男女变通。

脾土男左为补，女补右转为功。阴阳各别见天工，除此俱该同用。

急惊推拿宜泻，痰火一时相攻。自内而外莫从容，攻去痰火有用。

慢惊推拿须补，自外而内相从。一切补泻法皆同，男女关腑异弄。

法虽一定不易，变通总在人心。本缓标急重与轻，虚实参乎病症。

初生轻指点穴，二三用力方凭。五七十岁推渐深，医家次第神明。

一岁定须三百，二周六百何疑。月家赤子轻为之，寒火多寡再议。

年逾二八长大，推拿费力支持。七日十日病方离，虚诳医家谁治。

禁用三关手法，足热二便难通。渴甚腮赤眼珠红，脉数气喘舌弄。

忌用六腑手法，泄青面眈白容。脉微吐呕腹膨空，足冷眼青休用。

小儿可下病症，实热面赤眼红。腹膨胁满积难通，浮肿疟腮疼痛。

小便赤黄壮热，气喘食积宜攻。遍身疮疥血淋滴，腹硬肚痛合用。

不可下有数症，囟陷肢冷无神。不时自汗泄频频，气虚干呕难忍。

面白食不消化，虚疾潮热肠鸣。毛焦神困脉微沉，烦燥鼻塞咳甚。

用汤时宜秘旨歌（《幼科推拿秘书》）

春夏汤宜薄荷，秋冬又用木香。咳嗽痰吼加葱姜，麝尤通窍为良。

加油少许皮润，四六分做留余。试病加减不难知，如此见功尤易。

四季俱用葱姜煎汤，加以油麝少许推之。

卓溪家传秘诀（《幼科铁镜》）

婴儿十指冷如冰，便是惊风体不安。十指梢头热似火，定是夹食又伤寒。

以吾三指按儿额，感受风邪三指热。三指按兮三指冷，内伤饮食风邪入。

一年之气二十四，开额天门亦此义。自古阴阳数有九，额上分推义无异。

天庭逐掐至承浆，以掐代针行血气。伤寒推法上三关，脏热专推六腑间。

六腑推三关应一，三关推十腑应三。推多应少为调变，血气之中始不偏。

啼哭声从肺里来，无声肺绝实哀哉。若因痰蔽声难出，此在医家用妙裁。

病在膏肓不可攻，我知肺俞穴能通。不愁痰筑无声息，艾灸也能胜上工。

百会由来在顶心，此中一穴管通身。扑前仰后歪斜痫，艾灸三九抵万金。

腹痛难禁还泻血，亦将灸法此中寻。张口摇头并反折，速将艾灸鬼眼穴。

更把脐中壮一艾，却是治疗最妙诀。肩井穴是大关津，掐此开通血气行。

各处推完将此掐，不愁气血不周身。病在脾家食不进，重揉艮宫妙似圣。

再加大指面旋推，脾若初伤推即应。头疼肚痛外劳宫，揉外劳宫即见功。

疼痛医家何处识，眉头蹙蹙哭声雄。心经热盛作痴迷，天河引水上洪池。

掌中水底捞明月，六腑生凉那怕痴。婴儿脏腑有寒风，试问医人何处攻。

揉动外劳将指屈，此曰黄蜂入洞中。揉掐五指爪节时，有风惊吓必须知。

若还人事难苏醒，精威二穴对拿之。胆经有病口作苦，只将妙法推脾土。

口苦医人何处知，合口频频左右扭。大肠侧推到虎口，止泻止痢断根源。

不从指面斜推入，任教骨碎与皮穿。揉脐兼要揉龟尾，更用推揉到涌泉。

肾水小指与后溪，推上为清下补之。小便闭赤清之妙，肾虚便少补为宜。

小儿初诞月中啼，气滞盘肠不用疑。脐轮胸口宜灯火，木香用下勿迟迟。

白睛青色有肝风，鼻破生疮肺热攻。祛风却用祛风散，指头泻肺效与同。

鼻准微黄紫庶几，奇红带燥热居脾。大指面将脾土泻，灶土煎汤却亦宜。

太阳发汗来如雨，身弱兼揉太阴止。太阴发汗女儿家，太阳止汗单属女。

眼翻即掐小天心，望上须将下掐平。若是双眸低看地，天心上掐即回睛。

口眼相邀扯右边，肝风动极趁风牵。若还口眼频牵左，定是脾家动却痰。

肾水居唇之上下，风来焉不作波澜。双眸原属肝家木，枝动因风理必然。

右扯将儿左耳坠，左去扯回右耳边。三朝七日眼边黄，便是脐风肝受伤。

急将灯火十三点，此是医仙第一方。效见推拿是病轻，重时莫道药无灵。

疗惊定要元宵火，非火何能定得惊。若用推拿须下午，推拿切莫在清晨。

任君能火还能药，烧热常多退五更。叮咛寄语无他意，恐笑先生诀不真。

面部推拿次第歌（《推拿捷径》）

第一先推是坎宫，次推攒竹法相同。太阳穴与耳背骨，三四全凭运动工。
还有非推非运法，掐来以爪代针锋。承浆为五颊车六，聪会太阳七八逢。
九至眉心均一掐，循循第十到人中。再将两耳提三下，此是推拿不易功。

推拿头面各穴歌（《推拿捷径》）

百会有来在顶颠，一身有此穴该全。掐时记取三十六，寒热风寒一律捐。
轻轻两手托儿头，向里摇来廿四休。顺气通关风热退，急惊用此不难瘳。
太阳发汗意淋淋，欲止须揉在太阳。惟有儿女偏反是，太阴发汗太阳停。
穴自天庭与印堂，循循逐掐至承浆。周身血脉皆流动，百病能疗法最良。
风门不是为疗风，穴在耳前缺陷中。跪按全凭大指骨，黄蜂入洞气旋通。
耳背骨兮原属肾，推来水足自神清。任凭抽搐惊风急，顷刻痰消厥逆平。
口眼歪斜左右边，都缘木动趁风牵。若还口眼专偏左，一样扯将耳坠旋。
牙关穴在两牙腮，耳下方逢莫漫猜。指用大中相对按，牙关紧闭即时开。